Übersichtskarte

Medizinische Kohle

Kohle-Compretten®	Tabl. à 250 mg
Kohle-Hevert®	Tabl. à 250 mg
Kohle-Pulvis	10 g Pulver
Kohle-Tabl. „Kontabletten"	Tabl. à 250 mg
Kohle-Tabl. Boxo-Pharm	Tabl. à 250 mg

Fieberzäpfchen mit dem Wirkstoff Paracetamol

ben-u-ron®	125/250/500/1000 mg
Captin®	125/250/500 mg
Doloreduct®-Zäpfchen	125/250/500/1000 mg
Enelfa® S	125/250/500 mg
Eu-Med® Schmerzzäpfchen	500 mg
Fensum®	125/250/500/1000 mg
Logomed® Schmerz-/Fieber-Zäpfchen	500 mg
MonoPraecimed®	125/250/500/1000 mg
Paedialgon®	125/250/500 mg
Paracetamol Berlin Chemie	125/250/500 mg
paracetamol von ct	125/250/500/1000 mg
Paracetamol-ratiopharm® S	125/250/500/1000 mg
Paracetamol-saar Suppositorien	125/250/500 mg
Paracetamol Stada®	125/250/500 mg
Paracetamol-Zäpfchen Selz	125/250/500/1000 mg
PCM Paracetamol Lichtenstein	125/250/500/1000 mg
Pyromed® S	125/250/500/1000 mg
Togal	500/1000 mg
Treupel® mono	500 mg

Diazepam als Klistier

Diazepam Desitin® rectal tube	5/10 mg
Stesolid® Rectal Tube	5/10 mg

Cortison-Zäpfchen mit dem Wirkstoff Prednison

Rectodelt®	5/10/30/100 mg

Adrenalin (Epinephrin) (Fertigspritze/Autoinjektor)

Anaphylaxie-Besteck

Fastjekt®

D1664975

 patienten-beratung

Edition **medpharm**

Stopfkuchen, Notfall im Kindesalter – Was tun? Medpharm GmbH Scientific Publishers Stuttgart 1997

Herwig Stopfkuchen
Notfall im Kindesalter – Was tun?

Notfall im Kindesalter – Was tun?

Ein Ratgeber für Eltern und Betreuer

von
Professor Dr. Herwig Stopfkuchen,
Kinderklinik der Universität Mainz

Mit einem Anhang von
Apothekerin Annette Mieg
über den richtigen Umgang mit Arzneimitteln bei Kindern

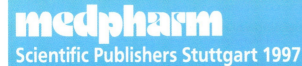

medpharm
Scientific Publishers Stuttgart 1997

Die Deutsche Bibliothek – CIP-Einheitsaufnahme

Stopfkuchen, Herwig:
Notfall im Kindesalter – was tun? : ein Ratgeber
für Eltern und Betreuer / von Herwig Stopfkuchen.
Mit einem Anhang Über den richtigen Umgang mit
Arzneimitteln bei Kindern / von Annette Mieg. –
Stuttgart : Medpharm Scientific Publ., 1996
 (Edition medpharm : Patienten-Beratung)
 ISBN 3-88763-054-8
NE: Mieg, Annette: Über den richtigen Umgang mit
 Arzneimitteln bei Kindern

© 1997 medpharm GmbH Scientific Publishers,
Birkenwaldstraße 44, 70191 Stuttgart
Printed in Germany
Satz und Druck: Hofmann, Schorndorf
Umschlaggestaltung: Atelier Schäfer, Esslingen

Vorwort

Für die Versorgung akut lebensbedrohend Erkrankter (z. B. bei Unfällen, Vergiftungen, Schockzuständen) steht in Deutschland ein auf höchstem Leistungsniveau arbeitendes System, bestehend u. a. aus Notärzten, flächendeckendem Transportsystem sowie hoch spezialisierten Kliniken, zur Verfügung. In dieser gut organisierten Versorgungskette gibt es eigentlich nur noch eine Lücke: die Zeit, die immer noch bis zum Eintreffen dieser professionellen Hilfe verstreicht.

Diese Lücke, die im Hinblick auf den Krankheitsausgang gelegentlich von entscheidender Bedeutung sein kann, wird auch in Zukunft nur durch den aktiven Einsatz von Laien geschlossen werden können.

Für das Kind sind dies in erster Linie die Eltern, in zweiter Linie Verwandte, Kindergärtnerinnen, Lehrerinnen/Lehrer oder sonstige Betreuer. Diesem Personenkreis wird also auch weiterhin die wichtige Aufgabe zufallen, bei Kindern in akut auftretenden schwierigen Krankheitssituationen die richtigen Erstmaßnahmen zu ergreifen. Richtiges Tun setzt aber fundierte Kenntnisse voraus!

Sinn und Zweck dieses Buches ist es deshalb, diesen großen potentiellen Helferkreis über die am häufigsten vorkommenden echten Notfallsituationen im Kindesalter zu informieren. Diese Informationen weisen darauf hin, woran man die jeweilige Notfallsituation erkennen kann, wie man sie einschätzen sollte und was man auch als Laie sinnvoll tun kann/sollte, bis professionelle Hilfe eintrifft.

Da dieses Tun auch den Einsatz von einigen Medikamenten vorsieht, werden diese Notfallmedikamente einzeln vorgestellt sowie in einem eigenen Kapitel allgemeine Informationen zur Arzneimitteltherapie im Kindesalter von pharmazeutischer Seite gegeben.

Oberstes Ziel ärztlicher Tätigkeit sollte immer sein, darauf hinzuarbeiten, daß gesundheitliche Schäden gar nicht erst auftreten. Dementsprechend nehmen in dem vorliegenden Buch die konkreten Hinweise auf die vielfältigen Möglichkeiten des Vermeidens vieler Notfallsituationen im Kindesalter einen breiten Raum ein.

Die Autoren haben sich bemüht, komplizierte medizinische und pharmazeutische Sachverhalte für Laien problemorientiert verständlich und nachvollziehbar darzustellen. Dies ist nicht immer ein leichtes Unterfangen, da ja der Inhalt des zu vermittelnden Wissens nicht verwässert werden darf. So hoffen Autoren und Verlag, daß dieses Buch einen Beitrag dazu liefert, die bei der Notfallversorgung von Kindern noch bestehende Lücke zu schließen.

Mainz, im Herbst 1996
Herwig Stopfkuchen

Inhaltsverzeichnis

1   Vergiftungen und Verätzungen

Bedingt durch die natürliche Neugierde bei noch wenig ausgeprägter Unterscheidungsfähigkeit, gekoppelt mit dem Drang, wohlschmeckende Dinge zu sich zu nehmen, gibt es im Kindesalter fast nichts, was Kinder nicht schon auf die Geschmacksqualität hin überprüft hätten („Schluckneugier").

So ist es auch nicht verwunderlich, daß bei den akuten Fällen von Einnahme einer Substanz (Ingestion)/Vergiftung die Altersgruppe der 1- bis 4jährigen Kinder im Vordergrund steht und daß es sich dabei ganz überwiegend (in etwa 90% der Fälle) um eher zufällige Einnahmen (Ingestionen) verschiedener Substanzen handelt. Bei den älteren Kindern und Jugendlichen (11 bis 18 Jahre) hingegen überwiegen schon – wie auch bei den Erwachsenen – als Auslöser der dann meist auch schweren „echten" Vergiftungen der Medikamentenmißbrauch und der Selbsttötungsversuch (in den vergangenen Jahren steigende Tendenz bei Kindern im Lebensalter von 10 bis 15 Jahren!).

In Deutschland wurden im Jahre 1994 etwa 200 000 zufällige Ingestionen im Kindesalter registriert, wobei in 20 000 Fällen eine meist kurzzeitige stationäre Behandlung (= Aufnahme ins Krankenhaus) notwendig wurde. Erfreulicherweise ist dabei allerdings die durchaus verständliche Aufregung auf seiten der Eltern meist größer als der tatsächliche Schaden, den die eingenommene Substanz beim Kind selbst verursacht. So lag die Anzahl *lebensbedrohender Vergiftungen* in Deutschland in den vergangenen

Jahren bei unter 2000 pro Jahr und die Zahl der
tödlichen Vergiftungen bei Kindern und Jugendlichen bis 18 Jahre bei unter 60 pro Jahr.

Zu den von Kleinkindern weitaus am häufigsten
zufällig eingenommenen Substanzen gehören
sogenannte „Publikumsmittel" (das, was der
Verbraucher frei kaufen kann, wie Zigaretten,
Waschmittel, Haushaltsmittel), Arzneimittel und
Pflanzen (abnehmende Häufigkeit).

Was ist zu tun?

Wird – was meist der Fall ist – bei einem Kleinkind das Verschlucken einer Substanz bzw. eines
Gegenstandes direkt beobachtet oder durch
Beobachten der Umgebung (z. B. geöffnete
Tablettenschachtel in der Nähe des Kindes)
vermutet, kommt der Sicherstellung der in Betracht kommenden Originalpackung, Tablettenschachtel, Originalflasche, Pflanzen (mit Früch-
ten, Blättern und Stil), Pilze etc. die größte Bedeutung zu. Auch Erbrochenes sollte ggf. für
weitere Untersuchungen aufbewahrt werden.

Danach sollte man sich telefonisch an den Kin-
derarzt/Notarzt oder direkt an eine Giftinfor-
mationszentrale wenden, um in Erfahrung zu
bringen, welche Auswirkungen die Einnahme
der ermittelten Substanz auf das Kind haben
kann. Die entsprechenden Telefonnummern
sollten immer sofort verfügbar sein (Tab. 1)!

Die telefonisch um Rat Gefragten können natürlich nur dann fachkundige Auskünfte erteilen,
wenn sie mit ausreichenden Informationen ver-
sorgt werden. Dazu werden Ihnen bestimmte
Fragen gestellt, zu denen in aller Regel folgende
„W"-Fragen gehören:

- Wie alt ist das Kind?
- Was wurde eingenommen?
- Wieviel kann das Kind höchstens eingenommen haben?
- Wann war die Einnahme?
- Wie wurde die Substanz aufgenommen?
- Wie geht es dem Kind?
  Was wurde bereits unternommen?

Die Beantwortung dieser Fragen versetzt dann die befragten Ärztinnen/Ärzte (häufig erst nach einigem Recherchieren) in die Lage, eine der jeweiligen Situation angepaßte Empfehlung zum weiteren Vorgehen auszusprechen. Diese Ratschläge werden natürlich um so umfassender und konkreter ausfallen, je detaillierter die gestellten Fragen beantwortet wurden. In einem hohen Prozentsatz (in bis zu 80%) werden die anrufenden Eltern die erfreuliche Auskunft

Tab. 1: Telefonnummern einiger Gitfinformationszentralen
(K = Kinder)

Berlin (K)	0 30 / 1 92 40
Bonn (K)	02 28 / 2 87 32 11
Braunschweig	05 31 / 59 50
Bremen	04 21 / 4 97 52 68
Erfurt	03 61 / 73 07 30
Freiburg (K)	07 61 / 2 70 43 61
Göttingen (K)	05 51 / 39 62 39
Homburg (K)	0 68 41 / 16 22 57
Kiel	04 31 / 5 97 42 68
Ludwigshafen	06 21 / 50 34 31
Mainz	0 61 31 / 23 24 66
München	0 89 / 41 40 22 11
Nürnberg	09 11 / 3 98 24 51
Wien	00 43 22 / 43 43 43
Zürich	00 41 1 / 2 51 66 66

erhalten, daß es sich bei der stattgefundenen Ingestion um ein absolut harmloses Ereignis handelt und daß dementsprechend auch keine weiteren Maßnahmen ergriffen werden müssen. Einige der Publikumsmittel und Pflanzen, die – zumindest in *kleinen Mengen* eingenommen – als harmlos einzustufen sind, sind in den Tabellen 2 und 3 aufgelistet.

Immer dann,

- wenn der Sachverhalt unklar erscheint oder
- wenn die eingenommene Substanz bzw. die Menge der eingenommenen Substanz eine medizinische Behandlung als möglicherweise erforderlich erscheinen läßt oder
- wenn klar erkennbar ist, daß mit einer schweren Vergiftung gerechnet werden muß oder schon schwere Vergiftungssymptome vorliegen (Tab. 4),

wird den Eltern je nach Situation empfohlen, den Kinderarzt oder die Kinderklinik aufzusuchen oder eventuell sogar den Notarzt zu verständigen.

In bestimmten Situationen kann es darüber hinaus auch sinnvoll sein, bereits unmittelbar nach Kontakt bzw. nach der Einnahme einer giftigen Substanz Behandlungsmaßnahmen einzuleiten bzw. durchzuführen. Der entsprechende Hinweis kann dabei vom angerufenen Arzt/Notarzt/Giftinformationszentrale kommen. Noch günstiger ist es natürlich, wenn diese Behandlungsmöglichkeit bzw. Notwendigkeit den Eltern schon bekannt ist und sofort ohne Zeitverzögerung (Anruf kostet Zeit!) realisiert wird.

Dazu gehören folgende Maßnahmen:

- Von mit Ätzmitteln oder Insektenvernichtungsmitteln (z. B. E 605) verunreinigte Kleidungsstücke sollten sofort entfernt werden.

Tab. 2: Unbedenkliche Haushaltsmittel, Genußmittel, Kosmetika. Abdruck mit freundlicher Genehmigung durch Autoren und Verlag aus: Vergiftungen im Kindesalter, herausgegeben von K. E. von Mühlendahl, U. Oberdisse, R. Bunjes, S. Ritter. Enke-Verlag, Stuttgart 1995.

Beißringflüssigkeit	
Bleistiftminen	
Buntstiftminen	
Faserstifte	
Filzstifte	
Fingerfarben	
Gesichtswasser	
(Achtung Alkoholgehalt!)	1 Schluck
Heizkostenverteilerröhrchen	Inhalt eines Röhrchens
Kreide	
Kühlflüssigkeit aus Kühltaschen und Kühlkissen	
Lebensmittelfarben	
Lippenstifte	
Ostereierfarben	
Parfums	
(Achtung Alkoholgehalt!)	1 Schluck
Pflegecremes	
Quecksilber, metallisches	Inhalt eines Thermometers
Rasierwässer	
(Achtung Alkoholgehalt!)	1 Schluck
Salben	
Schminken	
Silicagel (Trockentabletten)	
Speiseessig	
Spülmittel für manuelles Spülen	schäumend
Streichholzköpfe	Inhalt einer Schachtel
Streichholzschachtel-Reibeflächen	
Styropor	
Süßstofftabletten	20 Tabletten
Trockentabletten (Kieselgur)	
Tuschen	
Wachsmalstifte	

Tab. 3: Harmlose und weitgehend ungiftige Pflanzen, Planzenteile, Früchte. Abdruck mit freundlicher Genehmigung durch Autoren und Verlag aus: Vergiftungen im Kindesalter, herausgegeben von K. E. von Mühlendahl, U. Oberdisse, R. Bunjes, S. Ritter. Enke-Verlag, Stuttgart 1995.

	Sicher unbedenkliche Menge (hier fehlender Vermerk bedeutet: ungiftig)
Berberitze	
Bergpalme	
bittersüßer Nachtschatten	5 Beeren
Blutpflaume	
Cotoneaster	5 Beeren
Dattelpalme	
Deutzie	
Dreimasterblume	
Eberesche	Handvoll
Eicheln	3 Früchte
falscher Jasmin	
Felsenbirne	
Feuerdorn	
Ficus-Arten	
Flieder	
Fuchsie	
Gänseblümchen	
gemeiner Schneeball	5 Beeren
Geranie	
Grünlilie	
Gummibaum-Arten	
Hagebutte	
Hartriegel-Arten	
Hibiskus	
Howeia-Palme	
Jasmin, falscher	
Judenkirsche	
Kapuzinerkresse	
Knackebeere	5 Beeren
Kornelkirsche	
Liguster	5 Beeren

Tab. 3 (Fortsetzung)

	Sicher unbedenkliche Menge (hier fehlender Vermerk bedeutet: ungiftig)
Mahonie	
Maiglöckchen	3 Früchte
Maulbeeren	
Mehlbeeren	
Nachtschatten, bittersüßer	5 Beeren
Nachtschatten, schwarzer	5 Beeren
Osterkaktus	
Pantoffelblume	
Perlargonie	
Pfeifenstrauch	
Rosen	
Roßkastanie	1 Frucht
Rotdorn	
Sanddorn	
Schlehe	
Schneeball	5 Beeren
Schneebeere	5 Beeren
schwarzer Nachtschatten	5 Beeren
Stiefmütterchen	
Usambaraveilchen	
Veilchen	
Vogelbeere	Handvoll
Wachsblume (Hoya)	
Weihnachtskaktus	
Weißdorn	
Zierapfel	
Zierkirsche	
Zierpflaume	
Zierquitte	
Zwergmispel	5 Beeren

Tab. 4: Pflanzen mit hautreizenden Stoffen sowie giftige Planzen.

Pflanzen mit hautreizenden Stoffen (Brennen, Rötung, Schwellung, Blasenbildung, Schmerzen auf der Haut)
Dieffenbachia, Efeutute, Fensterblatt, Flamingoblume, Philodendron, Wiesenbärenklau, Zimmerkalla.
Hautreizende Stoffe (Pflanzensaft aus geknicktem Blatt oder Stengel) erzeugen auf der Zunge nach wenigen Minuten Brennen, lokale Rötung und evtl. Schwellung. **Achtung: Pflanzensaft darf nicht in die Augen geraten!**
Die wichtigsten giftigen Pflanzen
Aronstab, Efeu, Eibe (Nadeln, Samen, ausgenommen das süß-schleimige rote Fruchtfleisch), Fingerhut (besonders Blätter, Samen), Goldregen (besonders Schoten/Samen), Lebensbaum, Nachtschatten, Rhododendron-Arten, rohe Gartenbohnen, Sadebaum, Wolfsmilch-Arten
Sehr giftige Pflanzen, vorwiegend in Gärten
Eisenhut-Arten, Engelstrompete, Herbstzeitlose, Seidelbast-Arten, Wunderbaum/Palma Christi
Sehr giftige Pflanzen, vorwiegend in der freien Natur
Bilsenkraut, gefleckter Schierling, Stechapfel, Tollkirsche, Wasserschierling

- Benetzte Haut sollte zunächst über 10 Minuten mit Wasser abgespült und dann mit Seife und Wasser abgewaschen werden.
- Auch aus dem Haar sollte Gift mit Seife und Wasser herausgewaschen werden.
- Nach dem Trinken von Laugen oder Säuren sollte zum Zweck der Verdünnung innerhalb der ersten 5 bis 15 Minuten eine reichliche Flüssigkeitsaufnahme (Wasser, Tee, Fruchtsäfte) angestrebt werden.

Zu den in seltenen Fällen schon vor dem Eintreffen in der Kinderklinik angezeigten Maßnahmen zur Giftentfernung aus dem Magen gehören das Trinkenlassen von Kohle und das Auslösen von Erbrechen.

Medizinische Kohle bindet große Mengen der eingenommenen giftigen Substanzen und verhindert damit deren Aufnahme in den Körper.

Erbrechen kann ausgelöst werden durch das Finger-in-den-Rachen-Stecken (Kind dabei mit dem Bauch nach unten quer über die Knie legen; Kopf und Gesicht nach unten) oder durch die Gabe eines Brechmittels (Ipecacuanha-Sirup). Dieses Mittel wird wohl allenfalls in einer Kinderarztpraxis vorrätig sein.

Niemals darf das Auslösen von Erbrechen durch das Trinkenlassen von Salzwasser versucht werden!

Grundsätzlich darf Erbrechen dann nicht ausgelöst werden, wenn es sich bei der aufgenommenen Substanz um Schlafmittel, Beruhigungsmittel, Säuren, Laugen, Benzin oder Schaumbildner handelt oder wenn das Kind bewußtlos ist oder Krampfanfälle bietet.

Wie kann man Ingestionsunfälle verhindern?

Damit es aber überhaupt nicht zu derartigen Ingestionsunfällen kommt, sollten bestimmte vorbeugende Maßnahmen ergriffen werden:

- Sofortiges Wegschließen von Arzneimitteln nach jedem Gebrauch und sicheres Verschließen gefährlicher Stoffe in für Kinder nicht zugänglichen Schränken. Dies gilt auch für Haushalte von Großeltern, die ihre Enkel zu Besuch erwarten!
- Alte Medikamente sollten nicht gehortet werden.
- Industrie-Chemikalien wie Reiniger, Lösemittel, Laugen dürfen nicht in haushaltsüblichen Flaschen (z. B. Wasserflasche/Bierflasche) abgefüllt und im Haushaltsbereich abgestellt werden.

2 Krampfanfall/Fieberkrampf

? *Wußten Sie,*

daß 4 von 100 Kindern im Laufe ihrer Kindheit mindestens einmal einen Krampfanfall erleiden, wobei es sich weitaus am häufigsten um einen Fieberkrampf handelt?

? *Was ist ein Fieberkrampf?*

Beim Fieberkrampf handelt es sich um einen Krampfanfall, der in einem zeitlichen Zusammenhang mit einer fiebrigen Erkrankung steht (z. B. Mittelohrentzündung, Mandelentzündung, Masern). Nicht damit verwechselt werden dürfen Krämpfe bei entzündlicher Erkrankung des Gehirns oder der Hirnhäute. Betroffen vom Fieberkrampf sind Kleinkinder im Alter von 6 Monaten bis 5 Jahre (s. Abb. 1).

? *Wie läuft ein Fieberkrampf ab?*

Da Fieberkrämpfe meist im ersten, raschen Anstieg des Fiebers auftreten, kommen sie in der Regel für die Umgebung ganz überraschend, „wie aus heiterem Himmel". Das zuvor gesund erscheinende Kind verliert plötzlich das Bewußtsein und beginnt mit Armen und Beinen

Abb. 1: Votivtafel (um 1816). Dank an die Hl. Anastasia für die Heilung eines Krampfleidens (Bildmitte).

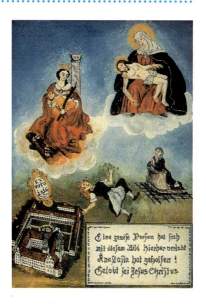

rhythmisch zu zucken, gelegentlich tritt auch eine Muskelstarre auf. Die Augen werden verdreht, die Atmung ist erschwert oder kann sogar kurzfristig ganz aussetzen. Es bildet sich eventuell etwas Schaum vor dem Mund.

Dieses Anfallsbild sieht so beängstigend aus, daß viele Eltern meinen, daß ihr Kind in dieser Situation verstirbt!

Die Anfälle dauern aber meist nur wenige Sekunden bis zu einigen Minuten, gelegentlich können sie aber sogar bis zu einer Stunde andauern. Nach dem Anfall sind die Kinder für kurze Zeit schläfrig, apathisch, abgeschlagen, erholen sich dann aber meist wieder rasch.

Diese Anfälle können sich während einer fieberhaften Erkrankung evtl. auch wiederholen (etwa in 10% der Fälle).

Was ist zu tun?

Beim erstmaligen Auftreten eines anhaltenden Krampfanfalls – mit und ohne Fieber – sollte immer ein Arzt/Notarzt gerufen werden. Bis zu dessen Eintreffen sollte das Kind in Seitlage flach gelagert werden. Fixierungsversuche der krampfenden Gliedmaßen und sonstige Manipulationen sollten unterbleiben.

Besteht der Eindruck hohen Fiebers, sollte man das Kind entkleiden und nur mit einem Tuch bedecken. Da in der Regel beim Auftreten eines ersten Fieberkrampfes kein geeignetes krampflösendes Medikament vorrätig ist, muß die spontane Beendigung des Krampfanfalls oder das Eintreffen des/der gerufenen Arztes/Ärztin abgewartet werden. Letztere(r) wird dann im Falle eines nicht von selbst aufhörenden Anfalls ein geeignetes krampflösendes Medikament verabreichen.

Bei Fieber über 38,5 Grad Celsius – was meist der Fall ist – wird darüber hinaus ein dem Alter des Kindes entsprechendes Fieberzäpfchen eingeführt.

Soweit in der Aufregung überhaupt möglich, sollten von einer Person, die beim Anfall anwesend ist, Ablauf und ungefähre Dauer des Anfalls beobachtet und registriert werden.

Jedes Kind mit einem Krampfanfall bei Fieber – der zwar oft, aber eben nicht immer ein *Fieberkrampf* ist – sollte in eine Kinderklinik eingewiesen werden!

Warum diese Empfehlung, die von vielen Eltern und auch Kinderärzten nicht gerne gehört wird?

Bei jedem fiebernden Kind, das krampft, kann auch eine Entzündung des Gehirns oder der Hirnhäute und damit eine lebensbedrohende Erkrankung vorliegen! Diese Möglichkeit muß also immer ausgeschlossen werden, ehe man sicher sagen kann, daß es sich tatsächlich um einen „Fieberkrampf" handelt.

Kann man vorbeugen?

Ist bei einem Kind bereits einmal ein Fieberkrampf aufgetreten, so muß in 30 bis 40% der Fälle mit wenigstens einer Wiederholung gerechnet werden. Daraus ergibt sich logischerweise die Frage, ob eine Wiederholung eines Fieberkrampfes durch den vorbeugenden Einsatz geeigneter Mittel vermieden werden kann.

Die Beobachtung, daß häufig vorkommende medizinische Störungen, denen aber nur eine geringe Krankheitsbedeutung zukommt, beliebte Themen für kontroverse Diskussionen sind, gilt auch für das Problem des sich wiederholenden Fieberkrampfes, dessen Auftreten ja letztlich für die weit überwiegende Anzahl von betroffenen Kindern als harmlos einzustufen ist.

Üblicherweise wird empfohlen, Kindern, bei denen einmal ein Fieberkrampf aufgetreten war, bei erneutem Fieberanstieg auf über 38,5 Grad Celsius ein Fieberzäpfchen zu verabreichen. *Entsprechende Untersuchungen haben aber gezeigt, daß dieses Vorgehen nicht zu einer Abnahme des Wiederholungsrisikos führt.* Dies liegt einfach daran, daß der den Krampfanfall auslösende Fieberanstieg noch gar nicht registriert wird und daß deshalb alle fiebersenkenden Maßnahmen zu spät kommen.

Dies hat aber nichts damit zu tun, daß ein fiebersenkendes Medikament das Wohlbefinden eines hochfiebernden Kindes verbessern kann!

Das hinsichtlich des Wiederholungsrisikos eines Fieberkrampfes über die fiebersenkenden Medikamente Gesagte gilt übrigens auch für die gelegentlich empfohlene *vorbeugende* Anwendung von krampflösenden Medikamenten beim Feststellen eines fieberhaften Infektes.

!

Dahingegen ist der Einsatz krampflösender Medikamente beim bereits krampfenden Kind als die wichtigste Sofortbehandlungsmaßnahme überhaupt anzusehen!

Recht einfach zu handhabende Applikationsformen in Form einer Art Klistier (Abb. 2) ermöglichen es, die krampflösenden Medikamente auch im Anfall rasch durch den After in den Enddarm des Kindes einzubringen. Nach entsprechender gründlicher Unterweisung kann dies auch von den Eltern wahrgenommen werden, so daß nicht erst die Zeit bis zum Eintreffen eines Arztes abgewartet werden muß.

?

Was ist noch wissenswert?

Wichtig ist es, sich immer klarzumachen,

- daß Fieberkrämpfe nicht unmittelbar das Leben des Kindes bedrohen, auch wenn das

Abb. 2:   Ein Mikroklistier zum Einbringen eines Arzneistoffs in den Darm.

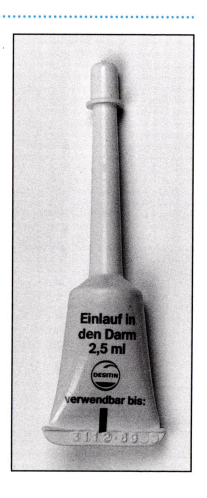

Einlauf in
den Darm
2,5 ml

verwendbar bis:

akute Ereignis für die Umwelt oft sehr beängstigend wirkt,

- daß Kinder mit Fieberkrämpfen – auch im Hinblick auf ihre geistige Entwicklung – eine gute Langzeitprognose haben (Ausnahme: gelegentlich vorkommende sehr lange Dauer der Anfälle, die deshalb unter allen Umständen vermieden werden muß!) und
- daß die Entwicklung einer echten Epilepsie nach Fieberkrämpfen sehr selten ist.

3   Verengung der Atemwege

Werden die insbesondere bei jüngeren Kindern ohnehin engen Atemwege (s. Abb. 3) – Nase, Rachen, Kehlkopf, Luftröhre, große Bronchien, kleine Bronchien – krankheitsbedingt weiter eingeengt, können sich rasch lebensbedrohende Situationen ergeben: die Kinder bekommen Atemnot!

Dies ist dann besonders gefährlich,

■ wenn sich diese Einengungen schnell entwickeln und

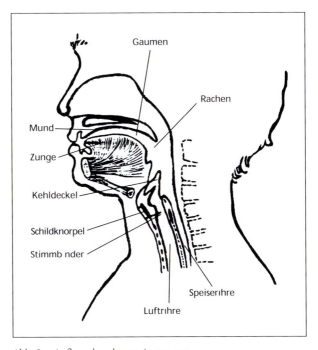

Abb. 3:   Aufbau der oberen Atemwege.

■ wenn Atemwege betroffen sind, die nur einzeln angelegt sind wie der Rachen, der Kehlkopf und die Luftröhre.

 Woran kann man eine durch eine Einengung der Atemwege hervorgerufen Atemnot beim Kind erkennen?

Eine Atemnot wird an folgendem erkennbar:

■ das Kind wird unruhig, ängstlich,
■ es strengt sich beim Atmen an,
■ es atmet schneller,
■ am Brustkorb zwischen den Rippen zieht sich die Haut ein (Einziehungen),
■ beim Säugling heben sich die Nasenflügel,
■ die Haut wird bläulich,
■ beim Atmen entstehen Geräusche.

Als praktisch bedeutsamste Ursachen für eine sich entwickelnde Einengung der Atemwege kommen eine entzündliche Schleimhautschwellung im Bereich des Kehlkopfes („Croup") (Kap. 3.1) oder im Bereich des Kehlkopfeinganges/Kehldeckels (Epiglottitis) (Kap. 3.2) sowie das Einatmen von Fremdkörpern in die Atemwege (Kap. 3.3) in Betracht.

3.1 Croup/Pseudocroup

?   *Was ist ein Croup/Pseudocroup?*

Was der Kinderarzt als Laryngotracheitis oder auch als allergischen Croup (ohne Fieber) diagnostiziert, wird im üblichen Sprachgebrauch als Croup oder Pseudocroup bezeichnet. Es handelt sich hierbei um ein insbesondere in den Herbst- und Wintermonaten häufig auftretendes Krankheitsbild. Die Verursacher – zumindest der Laryngotracheitis – sind nahezu immer Viren. Weiteren Faktoren – zu denen auch Luftschadstoffe zählen – kommt wohl (im Gegensatz zur üblichen, landläufigen Meinung) nur ein verstärkender Einfluß auf dieses Krankheitsgeschehen zu.

In der Regel sind junge Kinder im Alter von 6 Monaten bis 3 Jahren betroffen. Im Verlaufe eines evtl. schon 2 bis 3 Tage andauernden eher harmlos ablaufenden Infektes mit Schnupfen, Husten und leichtem Fieber entwickeln sich infolge eines Anschwellens der Schleimhaut vor allem im Bereich des Kehlkopfes – der auch die Stimmbänder enthält – und der Luftröhre unterschiedlich schnell zusätzlich neue Krankheitszeichen: Heiserkeit, ein „ziehendes" Geräusch beim Einatmen („Stridor"), ein bellender Husten sowie ggf. alle oben bereits beschriebenen Zeichen der Atemnot. Das begleitende Fieber liegt weiterhin meist nicht über 38,5 Grad Celsius und der Allgemeinzustand des Kindes ist dabei meist nicht stärker beeinträchtigt, wenn man von der Atemnot absieht.

Die eigentliche Gefahr dieses Krankheitsgeschehens besteht darin, daß diese Atemnot in der

Folge doch stärker werden und (in allerdings seltenen Fällen) zu einer echten Luftnot und damit zu einem Sauerstoffmangel führen kann. Gelegentlich tritt diese eben beschriebene Croupsymptomatik plötzlich – meist abends oder nachts – auch ohne eine begleitende fiebrige Erkrankung auf.

?

Was muß man tun?

Grundsätzlich muß jedes Kind mit Atemnot sofort einem Arzt/Notarzt vorgestellt werden. Er stellt anhand der eben beschriebenen typischen Krankheitszeichen die Diagnose „Croup" und entscheidet dann u. a. in Abhängigkeit vom Schweregrad des Krankheitsbildes, ob das Kind zu Hause behandelt werden kann, oder ob es – bei fortgeschrittenen Fällen immer – in eine Kinderklinik eingewiesen werden muß.

Ziel jeglicher Behandlung ist es, eine Zunahme der Schleimhautschwellung zu verhindern bzw. das Abschwellen der bestehenden Schleimhautschwellung zu fördern. Dabei kommt dem Anfeuchten der Einatemluft eine wichtige Bedeutung zu:

Feuchte, warme Luft kann man z. B. im Badezimmer durch das Laufenlassen von heißem Wasser erzeugen. Das Kind sollte etwa 20 Minuten in dieser warmen, feuchten Luft auf dem Schoß der Mutter/des Vaters sitzend verbringen. Eine andere Möglichkeit der Luftanfeuchtung besteht im Anbringen von feuchten Tüchern an den Seitenteilen von Gitterbetten („feuchtes Zelt").

Gelegentlich sind, insbesondere dann, wenn sich derartige Croup-Ereignisse wiederholen, auch Verneblergeräte im Haushalt vorhanden, die eingesetzt werden können.

Als Medikament kann in dieser Situation Cortison – in der Regel in Form eines Zäpfchens – verabreicht werden.

Wenn praktisch durchführbar, sollte das Kind viel Flüssigkeit zu sich nehmen.

> **!** *Eine Grundvoraussetzung für eine häusliche Behandlung ist aber immer die Bereitschaft der Eltern zu einer permanenten, auch nächtlichen Überwachung des Kindes, solange dieses die entsprechenden Krankheitszeichen bietet.*

In der Klinik gelingt es heute meist recht rasch, auch eine ausgeprägtere Schleimhautschwellung durch die Inhalation eines Medikamentes (Adrenalin) zum Abschwellen zu bringen, so daß meist nur ein kurzfristiger Krankenhausaufenthalt erforderlich wird. In nur noch sehr seltenen Fällen ist die Atemnot des Kindes beim Eintreffen in der Klinik so ausgeprägt, daß als lebensrettende Notfallmaßnahme eine Intubation (Einführen eines Röhrchens in die Luftröhre) erforderlich wird.

3.2   Kehldeckelentzündung (Epiglottitis)

Was ist eine Kehldeckelentzündung?

Nicht Viren, sondern Bakterien sind die Verursacher der Entzündung und der damit einhergehenden massiven Schwellung im Bereich des Kehldeckels, der Kehldeckelentzündung oder Epiglottitis.

Diese Erkrankung ist ein sehr viel selteneres Ereignis als das Auftreten eines Croups, dafür aber immer lebensgefährlich! Betroffen sind überwiegend Kinder im Alter von 2 bis 7 Jahren. Sie erkranken plötzlich, d. h. oft innerhalb weniger Stunden, mit hohem Fieber (39 bis 40 Grad Celsius) und ausgeprägter allgemeiner Beeinträchtigung. Da sich die Entzündung und Schwellung im Bereich des Kehldeckels abspielt, der sich bei jedem Schluckvorgang schützend vor den Eingang zur Luftröhre legt, stehen die weiteren Krankheitszeichen im Zusammenhang mit dem Schluckvorgang und der Atmung:

■ Das Kind klagt über Halsschmerzen, die bei jeder Schluckbewegung zunehmen. Um diese Schmerzen zu vermeiden, wird auch der laufend produzierte Speichel nicht mehr geschluckt. Das Kind läßt den Speichel an den Mundwinkeln aus dem Mund herauslaufen. Es beginnt zu „sabbern".

■ Mit zunehmender Schwellung und Umformung des Kehldeckels wird natürlich auch die Durchtrittsöffnung für den Atemluftstrom immer enger, hörbar an einem Geräusch („Stridor") beim Einatmen.

■ Alle Zeichen der Atemnot nehmen in der Folge zu. Das ängstliche Kind reagiert darauf zunächst damit, daß es sich hinsetzt und den Kopf etwas nach vorne schiebt. Dies ist in der gegebenen Situation die günstigste Körperhaltung, um noch eine Einatmung möglich zu machen.

?   ***Was ist zu tun?***

Wie bereits im Kapitel 3.1 „Croup" ausgeführt, muß jedes Kind mit einem Geräusch bei der Einatmung („Stridor") und/oder mit Zeichen der Atemnot rasch einem Kinderarzt/Notarzt vorgestellt werden. Dieser muß dann die richtige Diagnose bzw. Verdachtsdiagnose – z. B. eben Vorliegen einer Kehldeckelentzündung – stellen und dann das Kind unter seiner oder eines Kollegen Begleitung in die nächste Kinderklinik transportieren.
Die Aufgabe der Eltern besteht also darin,

- rechtzeitig ärztliche Hilfe einzuholen und
- das Kind sich zwischenzeitlich so hinsetzen zu lassen, wie es will.

Daraus ergibt sich aber von selbst, daß es leichtsinnig, falsch und gefährlich ist, ein Kind mit Atemgeräusch und/oder Atemnot z. B. unter der Annahme des Vorliegens eines leichten „Croups" selbst behandeln zu wollen!
In der Klinik müssen dann alle Kinder mit einer Epiglottitis intubiert werden, was insbesondere in weiter fortgeschrittenen Fällen technisch nicht ganz einfach ist. Unter der Behandlung mit geeigneten Antibiotika heilt die Kehldeckelentzündung dann fast so schnell wieder ab, wie sie aufgetreten ist. Nach 2 bis 3 Tagen kann das Kind schon wieder nach Hause.

Wie kann eine Kehldeckelentzündung/ Epiglottitis vermieden werden?

Ein Krankenhausaufenthalt wegen einer Epi-glottitis kann heutzutage in einem hohen Pro-zentsatz dadurch vermieden werden, daß Eltern ihre Kinder im Säuglingsalter gegen den Ver-ursacher der Kehldeckelentzündung (das Bak-terium Haemophilus influenzae Typ B) impfen lassen und damit ihrem Kind diese immer lebensbedrohende Krankheit überhaupt erspa-ren!

3.3   Fremdkörperaspiration

Was ist eine Fremdkörperaspiration?

Gelangen feste Gegenstände (= „Fremdkörper") wie Erdnußkerne, Mandelkerne, Bonbons, Münzen, Knöpfe, Kügelchen, Legobausteinchen, Fleischstücke, Styropor fälschlicherweise in die Atemwege, spricht man von einer Fremdkörper-aspiration. Während 85 bis 90% aller so falsch geleiteten, d. h. aspirierten Fremdkörper bis in die Bronchien (= Aufzweigungen der Luftröhre) gelangen, verbleiben die restlichen 10 bis 15% im Bereich des Kehlkopfes und der Luftröhre, d. h. in dem Bereich der Atemwege, der nur aus einem einzelnen „Rohr" besteht.
Betroffen sind meist Säuglinge ab dem 6. Le-bensmonat sowie Kleinkinder bis zu 4 Jahren, die alle greifbaren Gegenstände in den Mund stecken. Gelegentlich handelt es sich aber auch um ältere Kinder, die krankheitsbedingt

Schluckstörungen aufweisen oder die ein ab-
normes Eßverhalten an den Tag legen.

? ### Wie erkennt man eine Fremdkörperaspiration?

Häufig handelt es sich um ein gesundes Kleinkind, das gerade „bröckelige" Nahrungsmittel
ißt oder mit kleinen Bausteinen spielt, plötzlich
heftig husten muß, nicht mehr sprechen kann
und zu ersticken droht.
Die weiteren Krankheitszeichen, die das Kind
bietet, hängen von der jeweiligen Lage des ein-
geatmeten Fremdkörpers in den Atemwegen
und dem Ausmaß der Verstopfung der Atemwege ab:

■ Bei völligem Verschluß der Luftröhre kann
das Kind weder atmen noch schreien.
■ Besteht nur ein teilweiser Verschluß der Luftröhre oder eines großen Bronchus, so hört
man außer der bestehenden Atemnot und
dem Husten pfeifende und keuchende Atem-
geräusche.

? ### Was ist zu tun?

Grundsätzlich handelt es sich um eine schwer
zu behebende Notfallsituation, für deren Behandlung es kein Patentrezept gibt.
Wenn das Kind nach einer Fremdkörperaspiration ausreichend alleine atmet und/oder hustet,
sollte man es weiter husten lassen, da der Husten meist den Fremdkörper aus den Atemwegen herausbefördert. Ohne also weitergehende Maßnahmen zu ergreifen, sollte dieses Kind

möglichst rasch in die nächste Kinderklinik oder ein anderes Krankenhaus gebracht werden.

Ist der Austausch der Atemluft aber aufgrund eines hochgradigen oder sogar vollständigen Verschlusses des Kehlkopfes und/oder der Luftröhre erheblich gestört bzw. überhaupt nicht mehr möglich, was meist zu einer raschen Blauverfärbung („Zyanose") der Haut des Kindes führt, bleiben nur wenige Minuten, um die Atemwege wieder freizumachen.

Folgendes sollte in dieser Situation versucht werden, während gleichzeitig dringlichst professionelle medizinische Hilfe (Notarzt) angefordert wird:

1. Beim Säugling

Handelt es sich um einen Säugling (Kind jünger als 1 Jahr), wird diesem in „Kopftieflage" entweder mehrmals kräftig mit dem Handballen zwischen den Schulterblättern auf den Rücken geklopft, oder es wird von vorn der Brustkorb in der Mitte des Brustbeines mit 2 Fingern (Mittel- und Zeigefinger) mehrmals ruckartig um etwa 2 cm eingedrückt (s. Abb. 4).

Dazu wird der *kleine Säugling* entweder an den Beinen hochhaltend in eine mit dem Kopf nach unten hängende Position gebracht oder mit dem Gesicht nach unten auf dem Unterarm des Retters in einer 60-Grad-Kopftieflage gelagert. Der Unterarm des Retters stützt sich dabei am eigenen Oberschenkel oder Knie ab.

Der *größere Säugling* wird mit dem Kopf nach unten über die Knie gelegt.

Um den Brustkorb von vorn zusammendrücken zu können, muß der Säugling auf einer *harten Unterlage* auf dem Rücken gelagert werden, ein Vorgehen wie bei der Durchführung einer Herz-

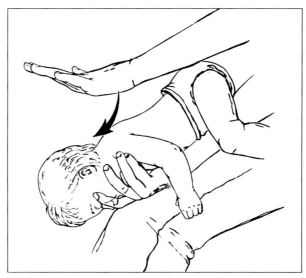

a

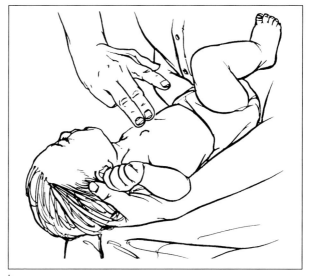

b

Abb. 4:   Fremdkörper in den Atemwegen: Klopfen zwischen die Schulterblätter (a) bzw. Eindrücken des Brustbeins (b) (aus Stopfkuchen: Notfälle im Kindesalter – Außerklinische Erstversorgungsmaßnahmen. Wissenschaftliche Verlagsgesellschaft, 2. Auflage, Stuttgart 1992).

massage bei Herzstillstand (siehe Kap. 11 Wiederbelebung).

Falls diese Maßnahmen nicht zum Erfolg führen, kann versucht werden, den Unterkiefer mit Zunge nach vorne zu ziehen, oder den Fremdkörper – wenn er im Rachen sichtbar ist – mit dem kleinen Finger herauszuwischen. Blindes Manipulieren mit den Fingern kann allerdings dazu führen, daß der Fremdkörper noch tiefer hineingeschoben wird.

Als letzte Zuflucht kann auch eine Mund-zu-Mund- bzw. Mund-zu-Mund-und-Nase-Beatmung durchgeführt werden.

2. Kinder jenseits des Säuglingsalters

Sie werden auf den Rücken gelegt. Der an den Füßen des Kindes kniende Retter führt dann den sogenannten Heimlichschen Handgriff aus, bis der Fremdkörper aus den Atemwegen entfernt ist (ggf. bis zu 10mal). Der Heimlichsche Handgriff besteht darin, daß mit der Handwurzel einer Hand die Bauchwand des Kindes etwa in der Mitte zwischen Nabel und unterem Brustbeinende ruckartig in Richtung Kopf des Kindes eingedrückt wird (s. Abb. 5). Bei kleinen Kindern muß entsprechend vorsichtig manipuliert werden. Dies sollte dazu führen, daß der Fremdkörper durch den plötzlich entstehenden Druck aus dem Innenraum des Brustkorbes herausgestoßen wird oder daß das Kind zumindest wieder atmen oder husten kann. Falls diese Maßnahmen erfolglos bleiben, sollte versucht werden, durch Vorziehen von Unterkiefer und Zunge den Fremdkörper eventuell für eine Entfernung mit den Fingern sichtbar zu machen.

Auch beim Kind jenseits des Säuglingsalters sind Beatmungsversuche ein letzter therapeutischer Ausweg.

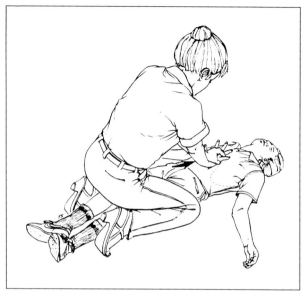

Abb. 5: Heimlichscher Handgriff beim liegenden Kind (aus Stopfkuchen: Notfälle im Kindesalter – Außerklinische Erstversorgungsmaßnahmen. Wissenschaftliche Verlagsgesellschaft, 2. Auflage, Stuttgart 1992).

Ist das betroffene Kind bereits im Schulalter oder noch älter, kann der Heimlichsche Handgriff in stehender, sitzender oder liegender Position des Kindes durchgeführt werden (s. Abb. 5 und 6). Der Retter steht oder kniet hinter dem Kind und legt diesem die Arme um die Taille. Die eine zur Faust geballte Hand wird von der anderen darauf gelegten Hand dabei unterstützt, die Bauchdecken zwischen unterem Brustbeinende und Nabel mehrmals ruckartig kopfwärts einzudrücken.

Führt eines der angegebenen Verfahren in dieser verzweifelten Notfallsituation wirklich zu einer teilweisen oder sogar vollständigen Beseitigung der vorbestehenden schwersten Atemnot, so muß anschließend das Kind unter

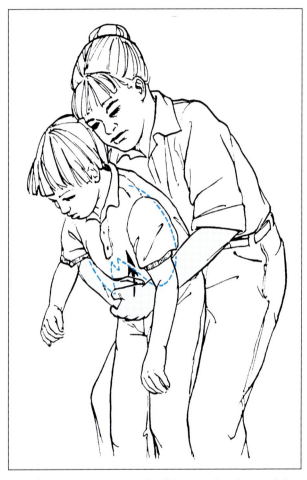

Abb. 6: Heimlichscher Handgriff beim stehenden Kind (aus Stopfkuchen: Notfälle im Kindesalter — Außerklinische Erstversorgungsmaßnahmen. Wissenschaftliche Verlagsgesellschaft, 2. Auflage, Stuttgart 1992).

allen Umständen in die nächste Kinderklinik gebracht werden. Denn: Das dringend erforderliche, aber doch reichlich grobe Vorgehen bei der Anwendung des Heimlichschen Handgriffs kann gerade bei Kindern auch zu inneren Verletzungen führen.

4   Allergischer Schock

Was ist ein „Allergischer Schock"
(medizinisch korrekt: Anaphylaktischer Schock)?

Nach der Einnahme bzw. nach dem Einspritzen
von Medikamenten wie z. B. Penicillin oder im
Rahmen einer vom Arzt vorgenommenen Hypo-
sensibilisierung, nach der Aufnahme bestimmter Nahrungsmittel (wie Milch, Fisch, Walnüsse,
Erdnüsse, Haselnüsse, Eier) oder nach Insek-
tenstichen (z. B. Bienenstich/Bienengift) kann
es mehr oder weniger akut zum Auftreten
von Überempfindlichkeitsreaktionen kommen
(s. Abb. 7). Wenn diese Überempfindlichkeitsreaktionen so ausgeprägt sind, daß sich daraus
ein lebensbedrohender Zustand ergibt (Kreis-
laufkollaps/Atemnot), spricht man von einem
„Allergischen" bzw. einem Anaphylaktischen
Schock.

Wie macht sich eine
Überempfindlichkeitsreaktion bemerkbar?

Verschiedenste, unterschiedlich ausgeprägte
Symptome, die innerhalb kurzer Zeit auftreten
und z. T. von der Eintrittsstelle der auslösenden
Substanz abhängen, können auf dieses Geschehen hinweisen:

■ Im Bereich der Haut kann es zu Hautrötun-
gen, Schwellungen, Quaddelbildungen und
zum Auftreten von Juckreiz kommen.

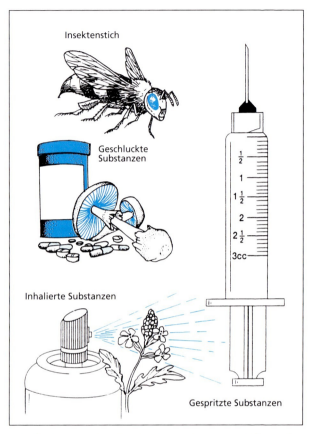

Abb. 7:   Häufige Ursachen für das Auslösen eines „Allergischen Schocks".

■ An den Augen entwickeln sich evtl. Juckreiz, Tränenfluß und eine Rötung.

■ Laufende Nase, Niesen, Husten, Atemnot sind Reaktionen der Atemwege.

■ Übelkeit, Erbrechen, Bauchkrämpfe weisen auf eine Mitreaktion des Magens und Darmes hin.

■ Kreislaufstörungen wie Schwarzwerden vor den Augen bis hin zur Bewußtlosigkeit (langsamer Herzschlag, niedriger Blutdruck) sind Folgen der Beeinträchtigung des Kreislaufs.

! *Grundsätzlich muß man bei Beginn jeder Überempfindlichkeitsreaktion mit zunächst evtl. noch harmlos erscheinenden Symptomen davon ausgehen, daß im weiteren Verlauf die schwerwiegendsten Symptome auftreten können.*

? **Was kann man tun?**

Vorbeugen ist am Effektivsten!
Bei den Kindern, von denen bekannt ist, daß sie auf bestimmte Substanzen derartig überempfindlich reagieren, muß man unter allen Umständen alles daran setzen, den Kontakt mit diesen Substanzen zu vermeiden. So muß man ggf. einen Arzt beim Verschreiben eines Antibiotikums darauf hinweisen, daß eine Penicillinallergie besteht. Er wird dann auf den Einsatz nicht nur von Penicillin, sondern auch von nahe damit verwandten Antibiotika verzichten.
Ist eine solche „Vermeidungsstrategie" nicht möglich (z.B. beim Bienenstich), kommt evtl. eine sog. Hyposensibilisierungsbehandlung in Betracht. Auf alle Fälle sollten aber für derartige Situationen geeignete Notfallmedikamente vorrätig sein.

? **Wie kann man helfen?**

Im Falle des ersten Auftretens von Symptomen einer Überempfindlichkeitsreaktion muß unbedingt so schnell wie möglich der Einsatz notfallärztlicher Hilfe angestrebt werden: Entweder muß sofort der Notarzt gerufen werden, oder das Kind muß in die nächste Klinik gebracht werden.

Ggf. müssen im schlimmsten Fall (Herz- und Atemstillstand) unverzüglich Wiederbelebungsmaßnahmen eingeleitet werden. Falls ein entsprechendes Notfallset vorhanden ist und die Umstehenden (z. B. Eltern) in dessen Handhabung eingewiesen sind: Spritzen von Adrenalin (Epinephrin) entweder am Oberarm unter die Haut oder in den Muskel.

In jedem Fall ist anschließend eine mindestens 24 Stunden dauernde Beobachtung in einem Krankenhaus erforderlich.

! Besonderheiten der durch Bienengift verursachten Überempfindlichkeit

Die üblichen Reaktionen auf einen Bienenstich sind Schmerzen, Schwellung und Rötung an der Stelle des Stichs. Diese Reaktionen halten meist einige Stunden an. Kalte Umschläge und ggf. ein Schmerzmittel sind ausreichende Behandlungsmaßnahmen.

Häufiger kommt es jedoch zu *großflächigen Schwellungen* (> 10 cm Durchmesser), die mehrere Tage bestehen können und mit Übelkeit, Müdigkeit und Fieber einhergehen können. Hierbei handelt es sich wohl schon um allergische Reaktionen.

Eine meist 10 bis 20 Minuten nach dem Stich auftretende Überempfindlichkeitsreaktion zeichnet sich von der Haut her durch eine den ganzen Körper überziehende Quaddelbildung und Rötung aus; die lebensbedrohenden Symptome bestehen in einer Schwellung der oberen Luftwege, im Kreislaufkollaps/Schock und in einem Spasmus (Verengung) der Bronchien.

Vorbeugende Vorsichtsmaßnahmen bei Kindern mit bekannter Insektengift-Allergie:

- Kinder sollten stets eine vom Arzt zusammengestellte „Notfallapotheke" bei sich haben; Begleitpersonen sollten über deren Gebrauch informiert sein.
- Im Freien sollten keine süßen Speisen und Getränke gegessen bzw. getrunken werden.
- Vorsicht beim Obst- und Blumenpflücken. Vor allem überreife Früchte (Pflaumen, Zwetschgen, Birnen, Trauben) werden von Insekten beflogen.
- Abgestorbene Äste und Baumstümpfe sowie Mülleimer und Abfallkörbe im Freien sollten gemieden werden.
- Im Freien sollten geschlossene Schuhe getragen werden.
- Beim Aufenthalt im Garten sollten langärmelige Hemden/Blusen und lange Hosen getragen werden.
- Weiße, grüne oder hellbraune Stoffe sollten bevorzugt werden.
- Parfümierte Seifen, Sonnencremes, Haarspray, Körperpflegesprays etc. sollten vermieden werden.
- Wohnungsfenster sollten tagsüber geschlossen bleiben (evtl. Anbringen von Insektengittern).
- Hastige, schlagende Bewegungen in der Nähe von Insekten sollten vermieden werden.

Erfolgt dennoch ein Stich, empfiehlt sich folgendes Vorgehen:

- Stachel einer Biene sofort durch Wegkratzen mit dem Fingernagel entfernen.
- Nach Stich an Arm oder Bein Anlegen einer Staubinde bzw. eines Hilfsmittels (Gürtel/ Bluse) oberhalb der Einstichstelle.

- Gabe von antiallergischen Tropfen aus der Notfallapotheke (evtl. 5 bis 15 Tropfen je nach Lebensalter).
- Gabe eines Cortison-Zäpfchens aus der Notfallapotheke (100 mg).
- Beim Auftreten von Luftnot, Schwächegefühl, Schweißausbruch und/oder Ohnmacht infolge eines Kreislaufversagens Spritzen von Adrenalin (= Epinephrin) in das Unterhautfettgewebe oder Sprühen von Adrenalin mittels Dosieraerosol an die Rachenhinterwand.

!

Besonderheiten der durch Nahrungsmittel hervorgerufenen Überempfindlichkeit

Die Häufigkeit von Nahrungsmittelallergien im Kindesalter ist nicht genau bekannt, könnte aber bei einem Prozentsatz von 1 bis 2 liegen.

Die frühen (d. h. 3 bis 30 Minuten nach der Aufnahme des verantwortlichen Nahrungsmittels auftretenden) Symptome bestehen in Juckreiz im Mund, Gefühl des Anschwellens von Lippen und Zunge und des Zusammenschnürens des Rachens, Quaddelbildung auf der Haut und Schwellung im Bereich der Schleimhaut der oberen Luftwege, Übelkeit, krampfartigen Bauchschmerzen und Erbrechen, Kurzatmigkeit, pfeifendem Atemgeräusch und pfeifender Atmung.

Der Schweregrad dieser Symptome nimmt innerhalb von 20 Minuten bis 2,5 Stunden zu.

Vorbeugenden Maßnahmen bei bekannter Nahrungsmittelüberempfindlichkeit:

- Fernhalten von Nahrungsmitteln aus dem Haushalt, die bekanntermaßen eine Überempfindlichkeit auslösen.

- Lesenlernen von aufgelisteten Inhaltsstoffen in verpackten Nahrungsmitteln.
- Bevorratung von selbst injizierbarem Adrenalin und Anleiten der Eltern in dessen Verwendung.
- 3- bis 4stündige Beobachtung beim Auftreten einer Überempfindlichkeitsreaktion.

5 Augenverätzung

Wie entstehen Augenverätzungen?

Gelangen beim Spielen oder beim sonstigen unsachgemäßen Umgang Reinigungsmittel, Gefriermittel, Kosmetika, Haarsprays, Chemikalien, Kunstdünger, Kalk, Zement u. a. in das Auge oder in die Augen so führt dies dort sehr rasch zu Verätzungen/„Verbrennungen", die zu bleibenden Einschränkungen des Sehvermögens führen können (s. Abb. 8).
Entsprechend dem Unfallhergang sind meist Kinder im Vorschulalter betroffen.

Abb. 8: Verätzung im Bereich der Bindehaut (Rötung und Einblutung) sowie der Hornhaut (weiße Narbe) des Auges (der weiße Fleck in der Pupille ist ein Lichtreflex, also ohne Bedeutung). Autor und Verlag danken für die Überlassung dieses Bildes Herrn Welsch, Universitäts-Augenklinik, Mainz.

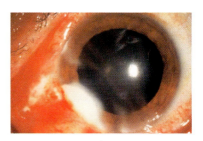

Woran erkennt man eine Augenverätzung?

Die betroffenen Kinder haben unmittelbar nach dem erkennbaren Unfallereignis heftigste Augenschmerzen! Die Augenlider werden dabei krampfartig verschlossen gehalten. Gelegentlich ist auch die Umgebung des Auges erkennbar „verätzt".

Was kann/soll man machen?

Bei jeder Verätzung muß sofort Erste Hilfe geleistet werden, um die Schäden so gering wie möglich zu halten!

Diese Erste Hilfe besteht dabei im sofortigen intensiven Spülen des betroffenen Auges oder der betroffenen Augen mit der am schnellsten verfügbaren „neutralen" Flüssigkeit wie Wasser, Mineralwasser, Milch.

So kann man den Kopf des Kindes unter einen geöffneten Wasserhahn halten oder ein sauberes nasses Tuch über dem Auge (bzw. den Augen) ausdrücken. Diese Spülaktion sollte mindestens 20 bis 30 Minuten dauern! Ein Zuviel an Spülen gibt es dabei nicht. Es muß nur darauf geachtet werden, daß die Spülflüssigkeit nicht vom gespülten Auge in das evtl. nicht betroffene Auge abfließt.

Insbesondere wegen des bestehenden Lidkrampfes muß man versuchen, das betroffene Auge mit den Fingern zu öffnen. Dazu sollte man am besten ein Tuch verwenden, um nicht abzurutschen. Erst im Anschluß an das möglichst intensive Spülen wird das Kind in die nächste Augenklinik transportiert. Gegebenenfalls kann das Spülen auch auf diesem Transport fortgesetzt werden.

6 Verbrühungen/Verbrennungen

? **Wußten Sie,**

daß in Deutschland jährlich etwa 500 Kinder mit einer schweren Verbrennung bzw. Verbrühung einer Krankenhausbehandlung bedürfen, und daß die Zahl der Kinder, die darüber hinaus wegen geringgradigerer Verbrühungen/Verbrennungen ambulant behandelt werden müssen, noch um ein Vielfaches größer ist?

? **Wie entstehen Verbrennungen/Verbrühungen?**

Verbrennungen können zwar sowohl durch thermische (Hitze) als auch durch chemische (z. B. Laugen) und elektrische (z. B. Kontakt mit Stromkabel) Einwirkungen entstehen, doch kommt davon der thermischen Einwirkung im Kindesalter die weitaus größte Bedeutung zu (in 98% der Fälle)

Thermische Verletzungen resultieren entweder aus dem Kontakt der Haut mit einer Flamme (Verbrennung im engeren Sinn) oder aus dem Kontakt mit heißen Flüssigkeiten wie Wasser, Tee, Milch, Kaffee oder Fett (Verbrühungen).

Verbrühungen sind die häufigste Form einer thermischen Verletzung im Kindesalter (etwa 85%). So können z. B. Krabbelkinder leicht Gefäße mit heißem flüssigem Inhalt von einem Tisch herabziehen und sich damit Gesicht, Hals, Arme und Brust verbrühen. Glücklicherweise fließen heiße Flüssigkeiten in aller Regel rasch von der Haut ab und verursachen so meist nur eine oberflächliche Verbrühung, während Fette und dicke Brühen länger mit der betroffenen Haut in Kontakt bleiben und so zu tiefergehenden Verbrennungen führen.

Taucht ein Körperteil in heißes Wasser ein, so kommt es in Abhängigkeit von der Wassertemperatur in kürzester Zeit zu einer die gesamte Hautdicke betreffenden Verbrennung (in 2 Sekunden bei 65 Grad Celsius).

Wie kann man die Ausdehnung einer thermischen Verletzung abschätzen?

Während der ersten Stunden nach einem großflächigen Verbrennungs-/Verbrühungsunfall kommt es zum Flüssigkeitsverlust aus dem Blut, der, wenn er groß genug ist, zum Schock führen kann.

Geschwindigkeit und Ausmaß dieses Flüssigkeitsverlustes hängen ab von der *Ausdehnung* der in Mitleidenschaft gezogenen Körperoberfläche, dagegen kaum von der Tiefe der Schädigung. Aus diesem Grunde ist es wichtig, sich insbesondere im Hinblick auf die Erstversorgung einen Überblick über die ungefähre Ausdehnung der betroffenen Körperregion zu verschaffen. Als *Faustregel* für das Abschätzen der Ausdehnung der betroffenen Körperoberfläche gilt, daß die Fläche einer Hand (einschließlich der Finger) des betroffenen Kindes etwa 1% der Körperoberfläche entspricht, oder daß bei Kindern unter 8 Jahren Kopf und beide Arme zusammen 30%, der Rumpf alleine 30% und beide Beine zusammen 30% der Gesamtkörperoberfläche ausmachen (s. Abb. 9).

Die Tiefenausdehnung einer Verbrennung wird in drei Grade eingeteilt:

■ Eine Verbrennung 1. Grades ist in der Regel Folge eines kurzen Kontaktes der Haut mit heißer Flüssigkeit, einer Flamme oder einer längeren Sonneneinstrahlung (Sonnenbrand). Die Haut ist dabei deutlich gerötet und sehr schmerzhaft. Der Heilungsprozeß führt nicht zur Narbenbildung.

■ Eine Verbrennung 2. Grades betrifft schon etwas tiefere Hautschichten. Auch dabei ist

Abb. 9: Relativer Anteil einzelner Körperabschnitte an der Gesamtkörperfläche bei Kindern unter 8 Jahren. ▶

Abb. 10: Verbrühung 2. Grades im Bereich von Ober- und Unterarm: Blasenbildung, wobei der größte Teil der Blasenhaut bereits entfernt ist. ▼

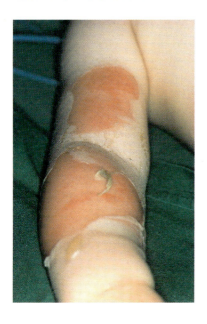

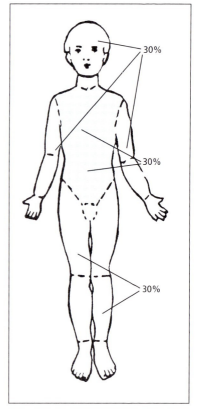

die Haut gerötet und schmerzhaft, bildet aber zusätzlich Blasen (s. Abb. 10). Diese Veränderungen sind Folge eines schon intensiveren Kontaktes der Haut mit heißer Flüssigkeit, mit einer Flamme oder nach noch ausgeprägterer Sonneneinstrahlung.

■ Betrifft die Verbrennung die gesamte Dicke der Haut (üblicherweise in der Akutsituation vom Laien nicht als solches zu erkennen), spricht man von einer Verbrennung 3. Grades. An diesen Stellen ist die Haut in der Regel weiß, erscheint verkohlt oder lederartig. Diese verbrannten Hautareale sind nicht schmerzhaft.

? *Was kann bzw. muß man unmittelbar nach dem Verbrennungs- oder Verbrühungsunfall tun?*

■ Es ist heute herrschende Meinung, verbrühte bzw. verbrannte Haut – vor allem beim Vorliegen kleiner Wunden (betroffene Körperoberfläche weniger als 10% der Gesamtkörperoberfläche) – sofort, d.h. innerhalb der ersten 10 Minuten mit kaltem Wasser zu kühlen. Die Temperatur des Wassers sollte dabei etwa 18 Grad betragen (entspricht in etwa der von Leitungswasser). Die Dauer dieser Kaltwasserbehandlung sollte nicht mehr als 15 Minuten betragen; insbesondere junge Kinder (z. B. Säuglinge) können dabei nämlich schnell auskühlen.

So kann man in der häuslichen Umgebung ein Kind mit der Badebrause gezielt abduschen (ggf. die Brause zwischen die Kleider und die verbrühte/verbrannte Haut stecken), es unter fließendes Wasser halten, mit Leitungswasser übergießen oder z. B. eine betroffene Extremität ins Wasser eintauchen.

■ Nach der Kaltwasserbehandlung der Verbrühungs-/Verbrennungswunden werden (falls möglich) die Kleider entfernt. Stoffteile, die durch die Hitzeeinwirkung mit dem Wundgebiet verklebt sind, werden umschnitten und belassen.

■ Danach sollten verbrühte/verbrannte Hautflächen mit einem möglichst nicht fusselnden, trockenen, warmen, sauberen Tuch (z. B. Leintuch) abgedeckt werden.
Ist eine sterile Brand-Gaze oder Folie vorhanden, kann auch diese aufgelegt werden. Deren Fixation erfolgt dann mittels dünner Mullbinden.

■ Auf keinen Fall dürfen aber Salben, Iod oder Puder auf die verbrühten oder verbrannten Hautpartien aufgebracht werden. Auch dürfen aufgetretene Hautblasen nicht geöffnet werden.

■ Kinder mit Verbrühungen/Verbrennungen müssen besonders vor Auskühlung geschützt werden!

? *Wo erfolgt die Weiterbehandlung?*

■ Kinder mit kleineren Verbrennungen (d. h. unter 5% der Körperoberfläche) werden dem Kinderarzt vorgestellt und können auch von diesem ambulant behandelt werden.

■ Eine Behandlung im Krankenhaus ist immer dann erforderlich, wenn die betroffene Haut bei Verbrühungen/Verbrennungen 1. oder 2. Grades mehr als 10% der Körperoberfläche ausmacht.

■ Einer intensivmedizinischen Behandlung bedürfen Säuglinge und Kleinkinder mit einer betroffenen Körperoberfläche von über 15 bzw. 20% (1. und 2. Grades) bzw. von über 5% 3. Grades und/oder bei der Beteiligung bestimmter Körperregionen und/oder beim Vorliegen einer Rauchinhalation und/oder beim Vorliegen eines Stromunfalls und/oder beim Vorliegen zusätzlicher Verletzungen.

!

Achtung Rauchinhalation!

Bei Bränden in geschlossenen Räumen – insbesondere wenn Kunststoffe betroffen sind (Wo ist das nicht der Fall?) – werden gefährliche Rauchpartikel in die Atemwege inhaliert, die zu schweren Lungenveränderungen führen können. Da diese Schädigungen oft erst nach einigen Stunden zu erkennbaren Krankheitssymptomen führen, sollen Kinder, die sich in Räumen aufhielten, in denen es brannte, immer in eine Kinderklinik eingewiesen und dort für mindestens 24 Stunden beobachtet werden.

?

Das Wichtigste: Wie können Verbrühungen/ Verbrennungen vermieden werden?

■ Gefäße mit heißen Flüssigkeiten müssen immer außerhalb der Reichweite von Kindern aufbewahrt werden (z. B. Töpfe auf die hinteren Platten des Kochherdes stellen).
■ In einem Haushalt mit Kleinkindern dürfen Gefäße mit heißer Flüssigkeit nicht auf einer Tischdecke abgestellt werden.

- Niemals zuerst nur heißes Wasser in eine Badewanne einlaufen lassen.
- Kinder müssen frühzeitig lernen, daß Herdplatten, Bügeleisen etc. heiß sein können.
- Kinder müssen immer wieder vor dem Umgang mit leicht brennbaren Flüssigkeiten (z. B. Brennspiritus), Feuerwerkskörpern, Weihnachtskerzen, Grillöfen etc. gewarnt werden.

7   Ertrinkungsunfall

Wußten Sie,

daß in Deutschland jährlich etwa 600 Kinder im Alter von bis zu 15 Jahren ertrinken?

Die Zahl der Kinder, die einen Ertrinkungsunfall erleiden, ist aber noch um ein Vielfaches (10fach) höher. Besonders häufig betroffen sind Kleinkinder im Alter von unter 3 Jahren. Für diese Altersgruppe besonders gefährlich sind Teiche, Swimmingpools und Badewannen. Ältere Kinder − meist Buben − verunglücken dagegen häufiger in offenen Gewässern, Adoleszente meist im Zusammenhang mit der Ausübung von Wassersport.

Der Zustand eines Kindes nach einem Ertrinkungsunfall hängt entscheidend von der Dauer des Untergetauchtseins (d. h. von der Dauer des daraus resultierenden Sauerstoffmangels) und z. T. von der meist begleitenden Unterkühlung ab:

- War die Zeit des Untergetauchtseins sehr kurz, wirkt das betroffene Kind zumindest zunächst evtl. nahezu völlig unbeeinträchtigt.
- War die Zeit entsprechend lang, hat das dann bewußtlose Kind möglicherweise einen Herzatemstillstand.

?

Was ist zu tun?

Jedes Kind, das einen Ertrinkungsunfall erlitten hat, muß in eine Kinderklinik gebracht werden! Dies gilt auch für das Kind, das zunächst unauffällig erscheint. Zum einen kann man erst in der Klinik das wahre Ausmaß möglicherweise doch vorliegender Schädigungen genau feststellen, zum anderen können auch bei den sogenannten leichten Fällen Spätkomplikationen auftreten. Um diese dann rechtzeitig erkennen zu können, ist immer eine 24- bis 48stündige Überwachung erforderlich.

Sofortiger Beginn von Wiederbelebungsmaßnahmen!

Da es für das Überleben, vor allem aber für das Überleben ohne Hirnschädigung, entscheidend ist, wie rasch ein gegebenenfalls vorliegender Sauerstoffmangel behoben wird, muß beim Vorliegen von schweren Atem- und Kreislaufstörungen — meist in Form eines Herzatemstillstands — in jedem Fall sofort nach der schonenden Bergung mit Wiederbelebungsmaßnahmen begonnen werden (siehe Kapitel Wiederbelebung). Diese Wiederbelebungsmaßnahmen müssen auf jeden Fall so lange durchgeführt werden, bis herbeigerufene versierte, professionelle Helfer die weitere Versorgung des Kindes übernehmen. Berichte über erfolgreiche Wiederbelebungen selbst nach gesicherten Untertauchzeiten von bis zu 45 Minuten (dies dann allerdings nur bei sehr niedrigen Wassertemperaturen) unterstützen dieses Vorgehen in beeindruckender Weise.

Wie geht man vor?

Unmittelbar nach der Bergung werden die Atmung, der Kreislauf und der Bewußtseinszustand des Kindes überprüft. Um nichts zu übersehen, stellt man sich selbst folgende Fragen:

- Wie atmet das Kind?
- Ist der Puls tastbar?
- Wie ist die Hautfarbe?
- Wie ist der Bewußtseinszustand?

Danach wird, wenn nötig, d. h. wenn das Kind nicht selbst atmet (nicht bei Kindern mit vorhandener Eigenatmung!), so rasch wie möglich (gegebenenfalls nach einer notwendigen Reinigung der Mundhöhle) mit der künstlichen Mund-zu-Mund-und-Nase- bzw. Mund-zu-Mund-Beatmung begonnen (siehe Kapitel Wiederbelebung). Ist kein Puls zu tasten, darf mit Beginn der Herzmassage nicht gezögert werden.

Diese Maßnahmen müssen so lange durchgeführt werden, bis Eigenatmung und spontane Herztätigkeit des Kindes wieder eintreten oder bis eine kompetente Rettungsmannschaft eingetroffen ist, die im Regelfall eine Intubation vornehmen und so die Beatmung noch effektiver gestalten wird.

Versuche der Flüssigkeitsentfernung aus der Lunge oder der Wiedererwärmung sollten in dieser Phase unterbleiben. Gerade bei Ertrinkungsunfällen älterer Kinder in offenen Gewässern muß bei der Durchführung der Bergungs- und Wiederbelebungsmaßnahmen immer auch an die Möglichkeit des zusätzlichen Vorliegens einer Halswirbelsäulenverletzung gedacht und ein dementsprechend ausgerichtetes Vorgehen gewählt werden.

Wie kann man Ertrinkungsunfälle verhindern?

- Kinder unter fünf Jahren dürfen nie – auch nicht für kurze Zeit – in einer Badewanne unbeaufsichtigt bleiben.
- Swimmingpools sollten an allen vier Seiten eingezäunt sein.
- Kinder sollten beim Schwimmen immer unter Aufsicht sein.
- Kinder sollten beim Schwimmen im offenen Wasser so lange eine Schwimmhilfe tragen, bis sie problemlos etwa 300 m schwimmen können.

8   Schädel-Hirn-Verletzung

Wußten Sie,

daß Unfallereignisse, bei denen es zu einer alleinigen oder mit anderen Schädigungen einhergehenden Verletzung des Gehirns unterschiedlichen Schweregrades kommt, im Kindesalter so häufig sind, daß nahezu 10% aller Kinder einmal ein derartiges Ereignis während ihrer Kindheit erleben?

Der Säugling fällt vom Wickeltisch, das Kleinkind stürzt im „Gehfrei" die Treppe hinunter, das Schulkind wird auf dem Fahrrad fahrend von einem Auto erfaßt.

Von entscheidender Bedeutung ist der jeweilige Schweregrad der Hirnverletzung!

Schweregrad der Hirnschädigung

Der Schweregrad der Schädigung des Gehirns, das eigentlich in einer schützenden knöchernen Kapsel untergebracht ist, hängt von der Intensität der Gewalteinwirkung auf das Gehirn ab, d.h. von der Höhe, die das Kind hinunterstürzt, von der Bodenbeschaffenheit, auf die das Kind fällt, oder von der Wucht bzw. Geschwindigkeit, mit der ein Auto das Kind erfaßt (s. Abb. 11).

Im leichtesten und damit harmlosesten Fall handelt es sich lediglich um eine sogenannte *Schädelprellung.*

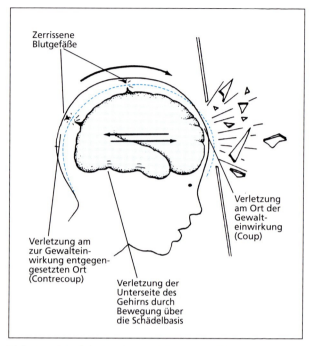

Zerrissene Blutgefäße

Verletzung am Ort der Gewalt-einwirkung (Coup)

Verletzung am zur Gewaltein-wirkung entgegen-gesetzten Ort (Contrecoup)

Verletzung der Unterseite des Gehirns durch Bewegung über die Schädelbasis

Abb. 11: Mögliche Verletzungsfolgen am Gehirn bei stumpfer Gewalteinwirkung im Bereich der Stirn.

Der nächste Schweregrad wäre die *Gehirner-schütterung* (Commotio cerebri): Hierbei handelt es sich um eine vorübergehende Störung der Funktion des Gehirns.

Die erfreulicherweise viel seltenere *Hirnprel-lung* bzw. *Hirnquetschung* (Contusio cerebri) ist dann die schwerste Form einer Hirnverletzung. Dabei handelt es sich um eine Schädigung der Hirnsubstanz unterschiedlicher Lokalisation und Ausdehnung, die zu bleibenden Schäden der Anatomie und der Funktion des Gehirns führen kann.

Woran erkennt man nach einem entsprechenden Unfallereignis eine Gehirnerschütterung?

Im Vordergrund der Gehirnerschütterung steht eine kurzdauernde (d. h. Sekunden bis Minuten anhaltende) Schläfrigkeit, Verwirrtheit oder Bewußtlosigkeit. Gegebenenfalls besteht auch eine allgemeine Schlaffheit der Muskulatur.
Initial kann die Haut des Kindes blaß, rot oder bläulich sein. Gelegentlich findet sich im Bereich der Stirn oder des Hinterkopfes eine Platzwunde oder ein blauer Fleck. Sofort, aber auch erst einige Zeit nach dem Unfallereignis können Übelkeit, Erbrechen, Schwindel oder Kopfschmerzen auftreten, die über Stunden anhalten können. Ferner können kurze Erinnerungslücken bestehen, welche die Zeit vor, während und/oder nach dem Unfallereignis betreffen.

Woran erkennt man nach einem entsprechenden Unfallereignis eine Hirnprellung bzw. Hirnquetschung?

Auch bei der Hirnprellung bzw. Hirnquetschung (Contusio cerebri) steht die Bewußtlosigkeit im Vordergrund. Diese ist hier allerdings viel tiefer und länger andauernd (evtl. Stunden bis Tage) als bei der Gehirnerschütterung. Insgesamt treten beim Vorliegen einer Hirnprellung/Hirnquetschung alle möglichen Krankheitszeichen der Gehirnerschütterung in deutlich ausgeprägterer Form auf.
Zusätzlich können Krampfanfälle, Veränderungen der Pupillen, Lähmungen und sogar Beeinträchtigungen der Atemtätigkeit und des Kreislaufs vorkommen.

**Was ist beim Vorliegen
einer Gehirnerschütterung zu tun?**

Jedes Kind, das eine wahrscheinlich heftigere Gewalteinwirkung auf den Kopf erlitten hat oder bei dem auf Grund der zu erhebenden Befunde der Verdacht auf das Vorliegen einer Gehirnerschütterung besteht, muß in eine Kinderklinik eingewiesen werden! Dort erfolgt dann zumindest eine Beobachtung und Überwachung, deren Dauer (in Tagen) von Klinik zu Klinik unterschiedlich empfohlen wird.
Erscheint dem anfänglich zu Rate gezogenen Kinderarzt die Gewalteinwirkung auf den Kopf des Kindes auf Grund der (glaubwürdigen) Angaben über den Unfallhergang und auf Grund des Zustandes des Kindes von geringerer Intensität gewesen zu sein, so kann er sich gegebenenfalls dazu entscheiden, das Kind unter entsprechenden Vorsichtsmaßnahmen auch zu Hause beobachten zu lassen. Die dann den Eltern obliegende engmaschige Überwachung des Kindes muß zumindest über 24 Stunden gewährleistet sein und bestimmte zu erklärende Maßnahmen beinhalten.

**Warum diese Vorsichtsmaßnahmen bei einem
ggf. bereits kurze Zeit nach dem Unfallereignis
wieder unauffällig erscheinenden Kind?**

Zunächst relativ harmlos erscheinende Schädelverletzungen können nach unterschiedlich langen Zeitintervallen (meist aber schon innerhalb der ersten 24 Stunden) zu lebensbedrohenden

Zuständen führen, und zwar meist dann, wenn
es beim Unfall zu einer Zerreißung eines Blutge-
fäßes innerhalb des knöchernen Schädeldaches
gekommen ist. Da das aus dieser Gefäßwunde
austretende Blut nicht aus dem Schädelinneren
abfließen kann, entsteht ein Bluterguß (Häma-
tom), der mit seinem Größerwerden das Gehirn
immer weiter zusammendrückt (s. Abb. 12). Der
mit dem Entstehen des Blutergusses sich entwickelnde Druck im Schädel führt zum Auftreten von auffälligen Symptomen beim Kind (z. B.
Veränderung des Bewußtseinszustandes), die

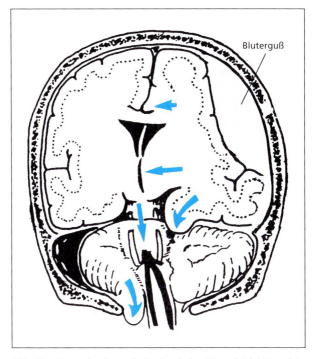

Abb. 12:   Frontaler Querschnitt durch den Hirnschädel: Verschie-
bung einer Gehirnhälfte innerhalb des knöchernen Schädeldaches (Pfeile) durch einen unter dem Schädeldach gelegenen
Bluterguß.

durch die aufmerksame Beobachtung möglichst frühzeitig erfaßt werden sollen.

Allerdings können diese Symptome gelegentlich auch sehr plötzlich und erst nach dem Entstehen eines bereits recht großen Blutergusses auftreten. Wenn das Kind dann erst noch in eine geeignete, auf diesen „Einzelfall" aber noch nicht vorbereitete Klinik eingewiesen werden muß, kann evtl. viel Zeit verstreichen, ehe die erforderlichen diagnostischen und vor allem operativen Maßnahmen ergriffen werden können.

Die aufschlußreichste diagnostische Maßnahme ist eine sogenannte computertomographische Untersuchung des Gehirns. Nur bei jungen Kindern (1. bis 2. Lebensjahr), bei denen am Schädeldach noch eine knöcherne Lücke besteht (sogenannte große Fontanelle), kann das Gehirn auch mittels Ultraschall zuverlässig untersucht werden. Die computertomographische Untersuchung ist ein Röntgenverfahren, hat aber mit einer herkömmlichen einfachen Röntgenaufnahme des Schädels nichts zu tun. Letztere ist aber auch im Gegensatz zur computertomographischen Untersuchung nicht geeignet, Blutungen oder sonstige Verletzungen im Gehirn aufzuspüren. Sie dient lediglich dem Nachweis oder Ausschluß eines knöchernen Bruches. Einem Schädelbruch im Bereich des Schädeldaches kommt aber an sich nur eine eher geringe Bedeutung zu. Der Bruch heilt schon wieder! So ist es nicht verwunderlich, daß innerhalb der Ärzteschaft über die Notwendigkeit einer Röntgenaufnahme des Schädels nach einer Kopfverletzung sehr unterschiedlich diskutiert wird! Entsprechend unterschiedlich sind dann auch die diesbezüglich den Eltern des Kindes gemachten Vorschläge.

Was ist beim Vorliegen einer Hirnprellung/ Hirnquetschung (Contusio cerebri) zu tun?

Für alle Beteiligten leicht einsehbar ist es sicherlich, daß ein Kind beim Vorliegen von auf eine Hirnprellung/Hirnquetschung und damit auf eine schwere Hirnverletzung hinweisenden Symptomen sofort in einem Notarztwagen in eine geeignete Klinik gebracht werden muß. Unter „geeigneter Klinik" ist dabei ein Klinikum zu verstehen, das über eine Intensivstation für Kinder, eine neurochirurgische Klinik (für Operationen am Gehirn), eine neuroradiologische Abteilung (für die Durchführung geeigneter bildgebender Untersuchungsverfahren am Gehirn) sowie ggf. auch über eine kinderchirurgische Abteilung (beim Vorliegen weiterer Verletzungen) verfügt.

Infolge einer heftigen Gewalteinwirkung auf das Gehirn können insbesondere folgende drei Schädigungsmuster im Schädelinneren bzw. im Gehirn auftreten:

- Eine direkte Zerstörung des Gehirns oder eine Einblutung in das Gehirn infolge der direkten Gewalteinwirkung.
- Eine Schwellung des Gehirns, das sich aber innerhalb der Schädelknochen kaum ausdehnen kann.
- Eine verzögert auftretende Blutung (Bluterguß) nach einem Gefäßeinriß.

Während der Bluterguß operativ behandelt werden kann, sind beim Vorliegen des 1. und 2. Schädigungsmusters keine operativen Behandlungsmöglichkeiten gegeben. Allerdings haben auch hier nichtoperative Behandlungsmöglichkeiten zu erfreulichen Behandlungserfolgen geführt.

Wie gut kann man bleibende Schäden nach einer schweren Schädel-Hirn-Verletzung abschätzen?

Unmittelbar nach einer schweren Hirnverletzung ist es oft sehr schwierig, eine sichere Voraussage über den wahrscheinlichen Krankheitsausgang zu machen, wie dies verständlicherweise meist von den Angehörigen gewünscht wird („Was bleibt denn?").

Eine Reihe von Kriterien erlaubt zwar schon recht frühzeitig eine genauere Festlegung des Schweregrades der eingetretenen Hirnschädigung und damit auch ein gewisses Abschätzen der ggf. zu erwartenden bleibenden Restschäden. Im Vergleich mit Erwachsenen verfügen aber Kinder erfreulicherweise über z. T. erstaunliche Möglichkeiten zum Wiedererwerb verlorengegangener, vom Gehirn aus gesteuerter Funktionen. Dabei spielen frühzeitig einsetzende Rehabilitationsmaßnahmen eine entscheidende Rolle.

 Das Wichtigste: Wie kann man Schädel-Hirn-Verletzungen vermeiden?

Konsequent eingehaltene Vorbeugemaßnahmen können ganz wesentlich dazu beitragen, das Eintreten von Schädel-Hirn-Verletzungen im Kindesalter in allen Altersabschnitten überhaupt zu verhindern – dies kann gar nicht oft genug wiederholt werden!

Zu diesen Maßnahmen zählen insbesondere:

■ Nie einen auf dem Wickeltisch liegenden Säugling unbeaufsichtigt lassen (Sturz vom Wickeltisch).

■ Kein Gebrauch von „Gehfrei"
(Möglichkeit eines Sturzes über die Treppe).

■ Korrektes, d. h. der Körpergröße des Kindes
angepaßtes Anschnallen auf dem Autositz.

■ Tragen eines intakten Helms beim Fahrrad-
fahren — auch als mitfahrendes Kind. Damit
kann das Risiko einer Schädel-Hirn-Verletzung beim Fahrradunfall um bis zu 85% reduziert werden!

9   Plötzlicher Kindstod

?   ***Wußten Sie,***

daß in hochentwickelten Ländern, in denen es gelungen ist, die Säuglingssterblichkeit dank verbesserter sozialer und medizinischer Versorgung drastisch zu senken, der Plötzliche Kindstod die häufigste Todesursache im Säuglingsalter (ohne die ersten vier Lebenswochen) ist?
So stirbt in Deutschland etwa jedes 500. Kind im ersten Lebenjahr am Plötzlichen Kindstod. Am häufigsten tritt dieses Ereignis im 2. bis 4. Lebensmonat ein.

?   ***Was ist der Plötzliche Kindstod?***

Als Plötzlichen Kindstod (= „Säuglingstod") bezeichnet man nicht einfach jeden plötzlichen Todesfall im Säuglingsalter (z. B. nach Sturz aus dem 5. Stock), sondern man versteht darunter den plötzlichen und nicht vorhersehbaren Tod eines *scheinbar gesunden Säuglings,* bei dem die Todesursache weder durch die Vorbedingungen und Begleitumstände noch durch eine immer anzustrebende Obduktion einschließlich feingeweblicher, chemischer, toxikologischer und bakteriologischer Untersuchungen erklärbar ist. Der Tod tritt ohne erkennbare Ursache während des Schlafes meist in den frühen Morgenstunden ein.

Was können Eltern von Säuglingen vorbeugend tun?

Infolge intensiver weltweiter Beschäftigung mit dem Problem des Plötzlichen Kindstodes konnten zwar dessen Ursachen bisher nicht geklärt, aber es konnten wenigstens Risikofaktoren aufgedeckt werden, die bei am Plötzlichen Kindstod verstorbenen Kindern häufiger vorkommen.

Da diese Risikofaktoren von den Eltern und der Umgebung des Säuglings z. T. beeinflußt werden können, müssen – solange die Ursache bzw. die Ursachen unbekannt bleiben – derzeit alle Bemühungen darauf ausgerichtet sein, diese Risikofaktoren zu vermeiden!

 Um welche Risikofaktoren handelt es sich dabei und wie können diese eingedämmt werden?

Die vier wichtigsten Risikofaktoren für das Eintreten des Plötzlichen Kindstodes sind:

- Zigarettenrauchen während der Schwangerschaft und danach.
- Nicht Stillen.
- Überwärmen des Kindes.
- Bauchlage des schlafenden Kindes.

Zigarettenrauchen in der Schwangerschaft

Da in Deutschland mindestens 20 bis 25% aller Frauen in der Schwangerschaft rauchen, kommt gerade der Eindämmung dieses Risikofaktors eine erhebliche Bedeutung zu. Jede gerauchte Zigarette ist eine zuviel!

Dabei gilt es zu betonen, daß das mütterliche Rauchen darüber hinaus auch einen Risikofaktor für ein zu niedriges Geburtsgewicht und für das spätere Auftreten von Lungenerkrankungen beim Kind (z. B. Asthma) darstellt. Selbstverständlich darf nicht nur die Mutter zum weiteren Verzicht auf das Rauchen angehalten werden. Es muß generell für eine rauchfreie Umgebung des Kindes nach der Geburt gesorgt werden (s. Abb. 13).

Abb. 13:   Rauchfreie Zone für das Baby!

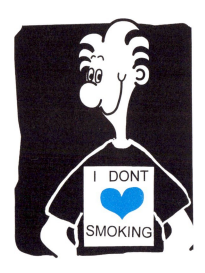

Nicht Stillen

Wie beim Rauchen, so geht es natürlich auch beim Stillen nicht nur um die Reduzierung eines Risikofaktors für das Auftreten des Plötzlichen Kindstodes. Letzteres ist aber ein weiteres wichtiges Argument dafür, *grundsätzlich alles zu versuchen, um das Stillen des Neugeborenen zu ermöglichen.*

Überwärmen des Kindes

Neugeborene und Säuglinge müssen natürlich warmgehalten werden. Dies kann aber leicht dazu führen, daß das Kind aus nachvollziehbarer Sorge heraus überwärmt wird.
Dazu einige Tips:

Kleidung:

- Junge Säuglinge (ab etwa 5 Lebenswochen) brauchen in der Wohnung nicht mehr Kleidung als die Eltern.
- Zum Schlafen genügen Windel, Unterhemd und ein Schlafanzug; im Sommer, bei hoher Umgebungstemperatur, weniger.
- Im Bett ist keine Mütze erforderlich, denn über den freiliegenden Kopf kann das Baby am besten Wärme abgeben.

Bett:

- Das Baby sollte so ins Bettchen gelegt werden, daß es mit dem Kopf nicht unter die Decke rutschen kann.
- Das Baby sollte nah an das Fußende des Bettes gelegt werden.

- Kopfkissen, Fell, Daunen-/Federsteppdecken, Daunen-/Federbetten und Nestchen/Bettumrandung können sowohl einen Wärmestau verursachen als auch die Atmung behindern.

Umgebungstemperatur:

- Die Raumtemperatur sollte etwa 18 Grad Celsius betragen.
- Das Bettchen sollte nicht neben der Heizung oder direkt in der Sonne stehen.

Insbesondere wenn der Säugling im Rahmen einer Erkrankung fiebert, muß darauf geachtet werden, daß er sich nicht überwärmt. Das Kind braucht dann eher weniger Kleidung.

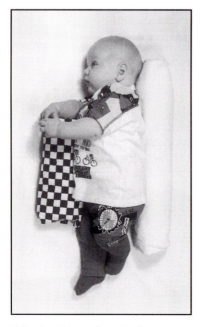

Abb. 14:   Baby in der Seitenlage.

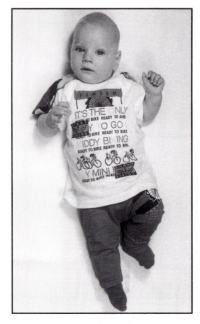

Abb. 15:   Baby in der Rückenlage.

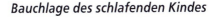

Bauchlage des schlafenden Kindes

Zahlreiche statistische Untersuchungen in vielen Teilen der Welt haben gezeigt, daß die Bauchlage ein erhöhtes Risiko für das Eintreten des Plötzlichen Kindstodes darstellt. Aus diesem Grunde sollten Säuglinge in den ersten 6 Lebensmonaten zum Schlafen in eine Seiten- oder in die Rückenlage gebracht werden. Bei der Seitenlagerung sollte das unten liegende Ärmchen vor dem Körper liegen, um so ein „Auf-den-Bauch-Rollen" zu verhindern (s. Abb. 14 und 15).

Um es nochmals zu betonen: Auch durch das sorgfältige Beobachten dieser Empfehlungen kann nicht jeder Plötzliche Kindstod vermieden werden! Beim heutigen Stand des Wissens kann man aber davon ausgehen, daß dadurch die Zahl der am Plötzlichen Kindstod versterbenden Kinder reduziert werden kann und das durch die Mithilfe der Eltern!

10 Akut lebensbedrohendes Ereignis/ Beinahe Plötzlicher Kindstod

 Wußten Sie,

daß bei jungen Säuglingen (unter 6 Monaten) doppelt so häufig wie das Ereignis des Plötzlichen Kindstodes Zwischenfälle auftreten, die für den Beobachtenden so erschreckend sind, daß er glaubt, daß das betroffene Kind akut verstirbt?

Derartige Zwischenfälle, die in der medizinischen Sprache als „Akute lebensbedrohende Ereignisse" bezeichnet werden, können aber durch sofort eingeleitete, z. T. massive Behandlungsmaßnahmen beherrscht werden.

 Wie erkennt man ein akut lebensbedrohendes Ereignis?

- Der betroffene Säugling hält plötzlich die Luft an oder er ringt nach Luft.
- Seine Hautfarbe ist dabei blaß oder blau-livide.
- Die Muskulatur ist schlaff, gelegentlich auch steif.
- Zuweilen glaubt der Beobachter, das Kind sei bereits tot.

Was kann bzw. muß man tun?

Jeder, der zufällig Zeuge eines derartigen Ereignisses wird, sollte sofort den Säugling hochnehmen und ihn kräftig schütteln. Ist dies nicht sofort erfolgreich, d. h. stellt sich dadurch nicht sofort wieder eine ausreichende Eigenatmung ein, muß eine Mund-zu-Mund-Beatmung vorgenommen werden.

Ist bereits ein Atem- und Herzstillstand eingetreten, müssen die entsprechenden Wiederbelebungsmaßnahmen eingesetzt werden, die dann ggf. von zu Hilfe gerufenen professionellen Helfern fortgesetzt werden (siehe Kapitel „Wiederbelebung"). Kinder, die ein derartiges Ereignis durchgemacht haben, müssen zur weiteren Abklärung immer in eine Kinderklinik eingewiesen werden.

Was kann man vorbeugend tun?

Da bei 8 bis 10% der Kinder, die am Plötzlichen Kindstod sterben, früher einmal ein „Akutes lebensbedrohendes Ereignis" aufgetreten war, werden Kinder nach dem Auftreten eines „Akuten lebensbedrohenden Ereignisses" heute im Regelfall zu Hause einer Überwachung mittels eines geeigneten Überwachungsgerätes („Monitor") zugeführt. Immer, wenn diese Kinder unbeobachtet sind (z. B. im Schlaf), soll ihre Atemtätigkeit und ggf. auch ihre Herztätigkeit von diesem elektronischen Überwachungsgerät kontrolliert werden. Im Falle einer plötzlichen gefährlichen Veränderung der Atem- bzw. Herztätigkeit gibt dieses Gerät sofort eine Alarmmeldung ab.

Der vernünftige Einsatz eines derartigen Über-
wachungssystems setzt aber voraus, daß die
Eltern ausreichend gut in die Bedienung des
Monitors und in ein adäquates Reagieren auf
Alarme eingewiesen und im Durchführen von
Reanimationsmaßnahmen ausgebildet worden
sind! Letzteres ist üblicherweise auch die Vor-
aussetzung dafür, daß die Krankenkasse die Ko-
sten für die Monitore übernimmt.

11 Wiederbelebungsmaßnahmen/ Reanimation

 Was versteht man unter Wiederbelebung/ Reanimation?

Als Wiederbelebung/Reanimation bezeichnet man die Durchführung von bestimmten Maßnahmen/Techniken, mit deren Hilfe das Leben von Menschen, die aufgehört haben, selbst zu atmen, und deren Herz nicht mehr schlägt (Herzatemstillstand), gerettet werden kann.

Das Eintreten eines Herzatemstillstands ist erfreulicherweise im Kindesalter absolut gesehen ein seltenes Ereignis!

Da das noch junge Herz eines Kindes in der Regel gesund und kräftig ist, ist der Herzatemstillstand beim Kind seltener ein plötzliches Sekundenereignis (wie z. B. beim Herzinfarkt des Erwachsenen), sondern meist das Ergebnis einer fortschreitenden Beeinträchtigung der Atmung und/oder einer Verschlechterung der Herzkreislauffunktion: Der aus der beeinträchtigten Atmung (bis hin zum Atemstillstand) resultierende Sauerstoffmangel führt schließlich zum Herzstillstand.

Wann muß man mit einem Herzstillstand rechnen?

Die häufigsten Ursachen für das Auftreten eines Herzatemstillstands im Kindsalter sind:

- Der „Plötzliche Kindstod" (verantwortlich für 40% aller nicht unfallbedingten Todesfälle im Kindesalter).
- Das „Akut lebensbedrohende Ereignis".
- Verengungen/Verschluß der Atemwege:
  - Entzündungen in den Atemwegen wie Croup/Pseudocroup, Kehldeckelentzündung, Bronchiolitis.
  - Asthma
  - Ertrinkungsunfall
  - Verschlucken von Fremdkörpern.
- Kreislaufschock:
  - bei schwerem Herzfehler
  - nach Herzoperationen
  - bei Herzmuskelerkrankungen
  - bei Blutvergiftung (Sepsis)
  - bei allergischem Schock
  - bei schweren Flüssigkeitsverlusten (z. B. Brechdurchfall).
- Schwere Unfälle: Sturz/Autounfall/Verbrennung/Rauchinhalation/Stromschlag.
- Erkrankungen des Gehirns.
- Vergiftungen/Stoffwechselstörungen.

Woran erkennt man einen Herzatemstillstand?

Zum Erkennen eines Herzatemstillstands genügen die Sinne:

Schauen – Hören – Fühlen!

Schauen: Bei einem bewußtlosen Kind können keine (Atem-)Bewegungen des Brustkorbes und des Bauches beobachtet werden.

Hören/Fühlen: Wenn man ein Ohr nahe vor Mund und Nase des bewußtlosen Kindes hält, kann man keine ausgeatmete Luft hören oder fühlen. Der Puls in einer Schlagader („Arterie") ist nicht oder nur ganz langsam zu fühlen. Eine Schlagader tastet man mit Zeige- und Mittelfinger der rechten Hand beim Säugling – wegen des kurzen Halses – in der Ellenbeuge, beim größeren Kind am Hals im Bereich der Halsschlagader (s. Abb. 16 und 17).

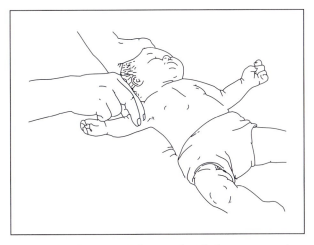

Abb. 16: Lokalisieren und Ertasten der Ellenbeugenarterie (aus Stopfkuchen: Notfälle im Kindesalter – Außerklinische Erstversorgungsmaßnahmen. Wissenschaftliche Verlagsgesellschaft, 2. Auflage, Stuttgart 1992).

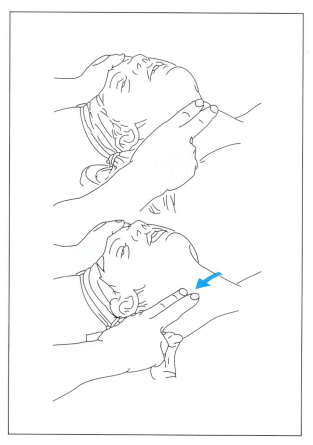

Abb. 17: Lokalisieren und Ertasten der Halsschlagader (aus Stopfkuchen: Notfälle im Kindesalter – Außerklinische Erstversorgungsmaßnahmen. Wissenschaftliche Verlagsgesellschaft, 2. Auflage, Stuttgart 1992).

Was ist zu tun, wenn man einen Herzstillstand festgestellt hat?

Befindet man sich plötzlich in der Situation, ein bewußtloses, nicht atmendes Kind vor sich zu haben, muß man sofort mit Wiederbelebungsmaßnahmen beginnen!

Gleichzeitig – ohne dadurch allerdings den Beginn der Wiederbelebungsmaßnahmen zu verzögern – sollte man nach zusätzlicher Hilfe rufen! Denn: Zwei oder drei Helfer tun sich leichter als einer!

? *Wie geht man vor?*

Das Kind wird auf einer möglichst festen Unterlage flach auf den Rücken gelegt und der Kopf in eine sogenannte Schnüffelposition gebracht, d. h. der Kopf wird durch leichtes Überstrecken in eine Position gebracht, die der entspricht, wenn man an einer Blume riecht. Nach einem Unfall darf der Kopf dabei aber nicht zu stark überstreckt werden, da sonst die Gefahr eines Zusammendrückens des Rückenmarks bei evtl. mitverletzter Halswirbelsäule besteht.

Da bei einem bewußtlosen Kind infolge des Erschlaffens der Mund- und Rachenmuskulatur die Zunge nach hinten in den Rachen zurückfällt und so den Atemweg verschließt, muß zunächst dafür gesorgt werden, daß dies verhindert bzw. behoben wird.

Dazu dienen bestimmte „Handgriffe":

- Anheben des Unterkiefers/Kinns und leichtes Überstrecken des Kopfes: Mit einer Hand wird das Kinn/der Unterkiefer leicht angehoben, mit der anderen Hand durch Druck auf die Stirn der Kopf leicht nach hinten überstreckt (s. Abb. 18).
- Vorschieben des Unterkiefers: Beidseitiges Vorschieben bzw. Anheben des Unterkiefers, indem mit beiden Händen der Unterkiefer nach vorne geschoben wird (s. Abb. 19).

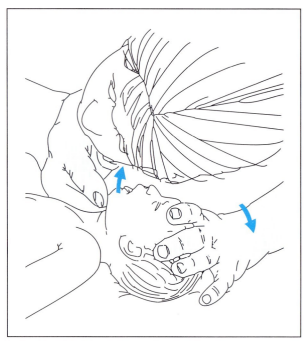

Abb. 18: Überstrecken des Kopfes und Anheben des Unterkiefers (aus Stopfkuchen: Notfälle im Kindesalter – Außerklinische
Erstversorgungsmaßnahmen. Wissenschaftliche Verlagsgesellschaft, 2. Auflage, Stuttgart 1992).

Wenn mit Hilfe dieser Handgriffe der Atemweg
frei ist, wird nochmals überprüft, ob jetzt eine
Eigenatmung vorhanden ist. Falls das Kind weiterhin keine Eigenatmung zeigt, muß unverzüglich mit der Atemspende/Beatmung begonnen
werden. Da in der Notfallsituation außerhalb
eines Krankenhauses zumindest in den ersten
Minuten nur in den seltensten Fällen ein Hilfsmittel für eine Beatmung vorhanden sein wird,
erfolgt die Beatmung zunächst in Form einer
Atemspende direkt durch den Retter, der seine
Ausatemluft dem nicht atmenden Kind „spen-
det": beim *Neugeborenen* in Form einer *Mund-*

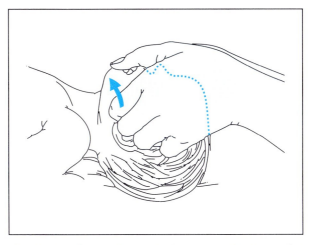

Abb. 19:   Vorschieben des Unterkiefers (aus Stopfkuchen: Notfälle im Kindesalter – Außerklinische Erstversorgungsmaßnahmen. Wissenschaftliche Verlagsgesellschaft, 2. Auflage, Stuttgart 1992).

zu-Mund-und-Nase-Beatmung (s. Abb. 20), beim *Säugling* (1. Lebensjahr), *Kleinkind* oder *Kind* in Form einer *Mund-zu-Mund-Beatmung*, wobei die Nase mit den Fingern dicht verschlossen wird (s. Abb. 21). Dabei gilt es streng darauf zu achten, daß gerade während der Atemspende der Kopf (wie oben beschrieben) richtig gelagert bzw. gehalten wird, damit der Atemweg offenbleibt.

Die Menge der gespendeten Atemluft bzw. der dabei aufgewendete Druck müssen so groß sein, daß sich beim Beatmen der Brustkorb des Kindes hebt. Das Beobachten, wie sich der kindliche Brustkorb während der Beatmung anhebt, ist also die wichtigste Kontrollmaßnahme dafür, daß mit einer der jeweiligen Lungengröße des Kindes angepaßten, ausreichenden Menge Luft beatmet wird. Bei Neugeborenen genügt dazu die Luftmenge, die sich in der gefüllten Mundhöhle eines Erwachsenen befindet.

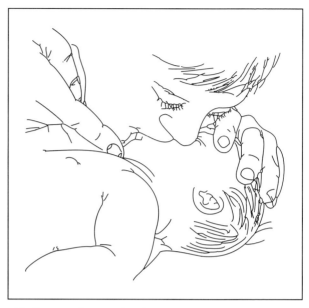

Abb. 20:   Mund-zu-Mund-und-Nase-Beatmung (aus Stopfkuchen: Notfälle im Kindesalter — Außerklinische Erstversorgungsmaßnahmen. Wissenschaftliche Verlagsgesellschaft, 2. Auflage, Stuttgart 1992).

Nach zwei ersten langsamen Beatmungshüben richtet sich die Häufigkeit der weiteren Beatmung nach dem Alter des Kindes. *Je jünger das Kind, desto häufiger muß beatmet werden.* Während beim großen Kind die Atem-/Beatmungsfrequenz nur unwesentlich höher ist als beim Erwachsenen (etwa 15 pro Minute), liegt sie beim Säugling bei 20 pro Minute und beim Neugeborenen bei 40 bis 60 pro Minute.

Nach der Durchführung eines Beatmungshubes entfernt sich der Mund des Retters kurz von dem des Kindes, um diesem Gelegenheit zum Ausatmen (sichtbar am Sich-Senken des Brustkorbes) und dem Retter Gelegenheit zum Einatmen zu geben.

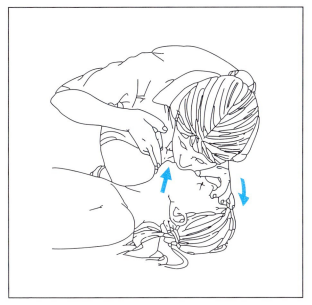

Abb. 21: Mund-zu-Mund-Beatmung (aus Stopfkuchen: Notfälle im Kindesalter – Außerklinische Erstversorgungsmaßnahmen. Wissenschaftliche Verlagsgesellschaft, 2. Auflage, Stuttgart 1992).

In den seltenen Fällen, in denen Hilfsmittel für die Beatmung in Form einer Maske und eines Beatmungsbeutels geeigneter Größe sofort verfügbar sind, sollten diese auch wegen ihrer höheren Effizienz so schnell wie möglich eingesetzt werden. Gleiches gilt natürlich dann, wenn diese Hilfsmittel nach einiger Zeit zur Verfügung stehen. Die Benutzung eines Hilfsmittels setzt aber grundsätzlich voraus, daß sich dieses in einem ordnungsgemäßen Zustand befindet und daß es korrekt angewendet wird. Insbesondere ist auf den richtigen Sitz der Maske zu achten! Häufig ist es deshalb günstiger, wenn eine Person die Maske hält und eine zweite den Beutel „bedient". Führt das Beatmen eines bewußtlosen, nicht atmenden Kindes nicht zum

Heben des Brustkorbes, muß vom Vorliegen eines Hindernisses in den oberen Atemwegen ausgegangen werden. Läßt sich dieses Hindernis nicht durch eine Lagekorrektur des Kopfes des Kindes oder/und durch eine Neuanpassung etwaig verwendeter Hilfsmittel beseitigen, muß an die Möglichkeit der Verlegung der oberen Luftwege durch einen Fremdkörper gedacht werden (siehe Kapitel 3.3).

Sobald bei dem bewußtlosen, nicht atmenden Kind durch die richtige Lagerung und Haltung von Unterkiefer und Kopf die Atemwege freigemacht sind und sobald bei danach weiterhin nicht einsetzender Eigenatmung die ersten Beatmungshübe verabreicht worden sind, sollte(n) der/die Retter überprüfen, ob das Herz des Kindes (noch) richtig arbeitet, ob es unzureichend arbeitet oder ob es sogar stillsteht.

Dazu wird der Puls einer Schlagader (Arterie) getastet: bei Säuglingen in der Ellenbeuge (Innenseite) (s. Abb. 16), bei Kindern am Hals (Halsschlagader) (s. Abb. 17). Diese „Überprüfung" sollte aber nicht zuviel Zeit in Anspruch nehmen (nur wenige Sekunden)! Da bei einem nicht selbst atmenden Kind meist auch die Tätigkeit des Herzens unzureichend ist, ergibt sich sowieso fast immer die Notwendigkeit zur Durchführung einer Herzmassage von außen. Ist der Puls an den angegebenen Stellen gut zu tasten, wird mit der Atemspende fortgefahren, bis die Eigenatmung wieder einsetzt. Ist der Puls in den Schlagadern jedoch nicht tastbar oder liegt die zu ertastende Pulsfrequenz unter 60 Schlägen pro Minute, muß unter Fortsetzung der Beatmung unverzüglich mit der Herzmassage begonnen werden.

Zur effektiven Durchführung einer Herzmassage muß das Kind auf einer harten Unterlage

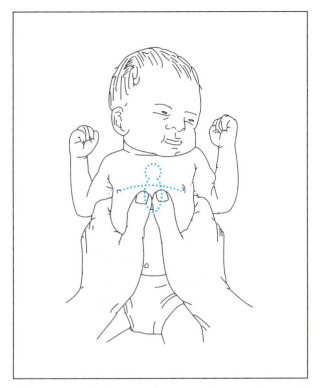

Abb. 22: Herzdruckmassage beim Neugeborenen (aus Stopf-kuchen: Notfälle im Kindesalter – Außerklinische Erstversor-gungsmaßnahmen. Wissenschaftliche Verlagsgesellschaft, 2. Auf-lage, Stuttgart 1992).

liegen. Die für die Durchführung der Herz-massage aufzuwendende Kraft hängt verständ-licherweise von der Körpergröße des Kindes ab. Beim Neugeborenen/Säugling genügt der Druck von 2 bis 3 Fingern (ein Retter) bzw. der von einem oder beiden Daumen, wobei die Hand bzw. die Hände den Thorax umgreifen (zwei Retter) (s. Abb. 22). Bei Kindern unter 8 Jahren wird mit dem längs zum Brustbein aufgesetzten Handballen einer Hand gedrückt, bei Kindern über 8 Jahren mit dem Handballen einer Hand,

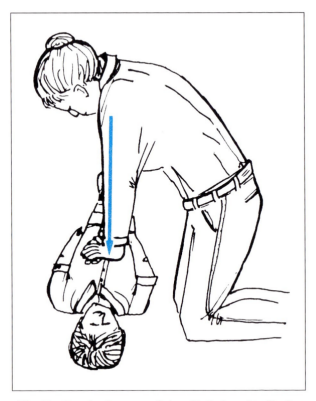

Abb. 23: Herzdruckmassage beim Kind (aus Stopfkuchen: Notfälle im Kindesalter – Außerklinische Erstversorgungsmaßnahmen. Wissenschaftliche Verlagsgesellschaft, 2. Auflage, Stuttgart 1992).

auf den der Handballen der zweiten Hand zur Unterstützung aufgesetzt wird. Wird der Handballen eingesetzt, sollte mit im Ellenbogengelenk gestrecktem Arm gedrückt werden, wobei sich der Körperschwerpunkt des Retters über dem des Kindes befinden sollte (Abb. 23). Auch der Druckpunkt richtet sich etwas nach der Größe des Kindes: Bei Neugeborenen wird die Mitte des Brustbeins gewählt, die sich knapp unterhalb einer fiktiv zwischen beiden Brustwarzen gezogenen Linie befindet (s. Abb. 24),

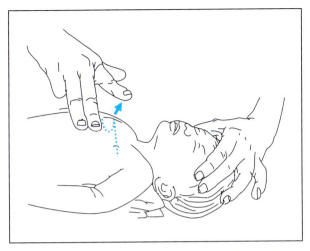

Abb. 24: Aufsuchen des Druckpunktes für die Herzdruckmassage beim Säugling (aus Stopfkuchen: Notfälle im Kindesalter – Außerklinische Erstversorgungsmaßnahmen. Wissenschaftliche Verlagsgesellschaft, 2. Auflage, Stuttgart 1992).

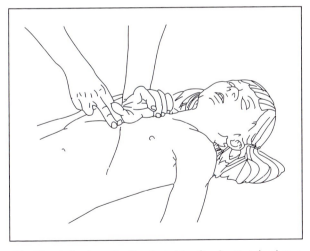

Abb. 25: Aufsuchen des Druckpunktes für die Herzdruckmassage beim Kind (aus Stopfkuchen: Notfälle im Kindesalter – Außerklinische Erstversorgungsmaßnahmen. Wissenschaftliche Verlagsgesellschaft, 2. Auflage, Stuttgart 1992).

bei allen anderen Kindern das untere Drittel des Brustbeins, 1 bis 2 Querfinger oberhalb des unteren Brustbeinendes (s. Abb. 25).

Der Erfolg der Herzmassage hängt sehr davon ab, wie tief das Brustbein „eingedrückt" wird. Diese „Drucktiefe" sollte in allen Altersgruppen etwa ein Drittel des Tiefendurchmessers des Brustkorbes ausmachen. Sicher wird sehr viel häufiger zu wenig tief als zu tief gedrückt!

Die Kompression sollte nicht zu ruckartig erfolgen. Kompressionsdauer und Loslaßdauer sollten etwa gleich lang sein. Beim Loslassen sollen Finger/Daumen/Handballen an ihrem Platz verbleiben, nur der Druck muß nachlassen.

Die Häufigkeit der Kompressionen richtet sich wiederum nach dem Alter der betroffenen Kinder: beim Neugeborenen und Säugling 100mal pro Minute, bei älteren Kindern etwa 80mal pro Minute. Ob die Herzmassage effektiv durchgeführt wird, kann am sicheren Ertasten des Pulses an einer Schlagader (Arterie) überprüft werden.

Die Herzmassage muß natürlich mit der Beatmung koordiniert werden. Dabei ergeben sich leichte Unterschiede, je nachdem, ob sich ein oder zwei Retter um das Kind bemühen.

Unabhängig von der Zahl der Retter wird beim Neugeborenen nach jeder dritten Herzkompression und bei Kindern bis zum 8. Lebensjahr nach jeder fünften Herzkompression innerhalb von einer Sekunde eine Beatmung vorgenommen. Bei Kindern älter als 8 Jahre und Vorhandensein nur eines Retters werden jeweils zwei Beatmungen nach 15 Herzkompressionen durchgeführt, während bei Anwesenheit von zwei Rettern nach fünf Kompressionen eine Beatmung erfolgt.

Ob eine Wiederbelebung/Reanimation insgesamt erfolgreich ist, kann man an folgenden beobachtbaren Veränderungen erkennen:

■ Das Herz beginnt wieder von selbst zu schlagen; es wird auch ohne Durchführung einer Herzmassage ein Puls getastet.
■ Die Haut des Kindes wird wieder rosig.
■ Die vorher weiten Pupillen werden wieder enger.
■ Die Eigenatmung des Kindes setzt wieder ein.
■ Das Kind zeigt wieder spontane Bewegungen von Armen und Beinen.

Sind diese Veränderungen nicht sehr überzeugend, sollten die einmal begonnen Wiederbelebungsmaßnahmen grundsätzlich solange fortgesetzt werden, bis professionelle Hilfe eingetroffen ist.

!

Besonders wichtig!

Wiederbelebungsmaßnahmen werden im Ernstfall nur dann richtig und damit auch erfolgversprechend durchgeführt, wenn sie unter kompetenter Anleitung ausreichend oft und wiederholt praktisch geübt wurden!
Dies kann dadurch geschehen, daß möglichst alle Eltern in zeitlichen Abständen wiederholt an entsprechenden von verschiedenen Organisationen angebotenen Kursen teilnehmen. Diese Kurse müssen aber auch wirklich von fachkompetentem Personal an ausreichend vorhandenem Demonstrationsmaterial durchgeführt werden und dürfen nicht nur als Feigenblatt für das bloße Ausstellen von geforderten Bescheinigungen dienen.

12 Notfallarzneimittel

 Alle hier angegebenen Dosierungshinweise sind Richtlinien und gelten nur, solange Ihr Arzt keine andere Dosierung verordnet.

12.1 Medizinische Kohle

Dosierung bei Vergiftung:

Grundsätzlich ist bei der Gabe von Kohle im Vergiftungsfall bei Kindern eine Dosierung von 0,5 bis 1 g Kohle pro kg Körpergewicht anzustreben.

- Zur Herstellung des Kohle-Breis wird die entsprechende Menge Kohle in einem Glas Wasser gut aufgerührt.
- Um Ihrem Kind das Einnehmen der Kohle zu erleichtern, können Sie sie auch in Saft oder Tee geben. Lassen Sie Ihr Kind möglichst viel Flüssigkeit nachtrinken.

Lagerung:

- Keine besonderen Lagerungsbedingungen.

Haltbarkeit:

- Siehe Verfalldatum auf der Faltschachtel.

Besondere Hinweise:

- Medizinische Kohle wird mit dem Stuhl ausgeschieden. Dadurch kommt es zu einer vorübergehenden Schwarzfärbung des Stuhls.

12.2 Ipecacuanha-Sirup

Der brecherregende Ipecacuanha-Sirup wird in Deutschland nicht industriell hergestellt. Ihr Apotheker wird das Arzneimittel auf Verordnung Ihres Arztes herstellen. Die folgende Dosierungsempfehlung bezieht sich auf die Rezeptur NRF 19.1, 10. Ergänzung 93.

Dosierung bei Vergiftung:

Alter	Dosierung
Kinder von ½ bis 1 Jahr	10 ml
Kinder von 1½ bis 2 Jahren	15 ml
Kinder von 2 bis 3 Jahren	20 ml
Kinder ab 3 Jahren	30 ml

Geben Sie Ihrem Kind direkt nach der Einnahme von Ipecacuanha-Sirup mindestens 1 bis 2 Gläser Wasser oder Fruchtsaft zu trinken! Geben Sie kein kohlensäurehaltiges Mineralwasser!
Falls Ihr Kind nicht innerhalb von 20 Minuten erbricht, kann dieselbe Dosis noch einmal verabreicht werden.

Lagerung:
■ Bei kühler Raumtemperatur.

Haltbarkeit:
■ 1 Jahr nach Herstellung.

Besondere Hinweise:
■ Vor Gebrauch schütteln!

12.3 Fieberzäpfchen

Wir empfehlen Ihnen, Ihrem Kind Fieberzäpfchen mit dem Wirkstoff Paracetamol zu geben.

Dosierung bei Fieber:

Alter/Körpergewicht	Dosierung
Kinder bis 1 Jahr/ bis 10 kg Körpergewicht	1 Zäpfchen à 125 mg
Kinder bis 6 Jahre/ bis 22 kg Körpergewicht	1 Zäpfchen à 250 mg
Kinder bis 12 Jahre/ bis 40 kg Körpergewicht	1 Zäpfchen à 500 mg
Kinder bis 14 Jahre/ über 40 kg Körpergewicht	1–2 Zäpfchen à 500 mg
Kinder ab 14 Jahre/ über 40 kg Körpergewicht	1 Zäpfchen à 1000 mg

Lagerung:
- Zäpfchen unter 25 °C lagern.

Haltbarkeit:
- Siehe Verfalldatum auf der Faltschachtel.

Besondere Hinweise:
- Bei der Anwendung beachten Sie bitte die in Kapitel 13 gegebenen Tips zur Anwendung von Zäpfchen!

12.4 Diazepam als Klistier (Rectal tube)

**Dosierung im Status epilepticus
und bei Fieberkrampf:**

Alter/Körpergewicht	Dosierung
Neugeborene und Säuglinge bis 6 Monate	nicht anwenden!
Kinder bis 3 Jahre/ 10–15 kg Körpergewicht	5 mg Diazepam als Klistier
Kinder ab 3 Jahre/ ab 15 kg Körpergewicht	10 mg Diazepam als Klistier

Lagerung:

■ Unter 25 °C; eine kurzfristige Lagerung bei höherer Temperatur ist unbedenklich.

Haltbarkeit:

■ Siehe Verfalldatum auf der Faltschachtel.

Besondere Hinweise:

■ Bei der Anwendung beachten Sie bitte die in Kapitel 13 gegebenen Tips zur Anwendung von Rectal tubes!

12.5 Cortison-Zäpfchen

Wir empfehlen Cortison-Zäpfchen mit dem Wirkstoff Prednison.

Dosierung bei Croup/Pseudocroup:

Alter	Dosierung
Kinder	1 Zäpfchen à 100 mg, falls notwendig, nach 2–3 Stunden weitere 100 mg geben

Lagerung:

■ Zäpfchen unter 25 °C lagern.

Haltbarkeit:

■ Siehe Verfalldatum auf der Faltschachtel.

Besondere Hinweise:

■ Bei der Anwendung beachten Sie bitte die in Kapitel 13 gegebenen Tips zur Anwendung von Zäpfchen!

12.6 Adrenalin (Epinephrin)

Dieses Notfallmedikament steht für die Behandlung von Überempfindlichkeitsreaktionen als Fertigspritzen oder Autoinjektor zur Verfügung.

Fertigspritzen

Zur Zeit stehen zwei verschiedene Präparate zur Verfügung, wovon eines unter die Haut, das andere in den Muskel gespritzt wird. Ihr Arzt wird Ihnen erklären, welche Form für Ihr Kind geeignet ist.

■ Um Ihrem Kind im Notfall richtig helfen zu können, müssen Sie mit der Anwendung des Notfallmedikamentes vertraut sein. Lassen Sie sich von Ihrem Arzt oder Apotheker in die Handhabung einweisen und erklären Sie Ihrem Kind die einzelnen Anwendungsschritte. Fragen Sie Ihren Arzt nach einem „Trainingsgerät" (ohne Arzneimittelfüllung) und lassen Sie Ihr Kind die Anwendung damit üben.

Subkutane Anwendung (Spritzen unter die Haut) bei Anzeichen des allergischen Schocks nach Insektenstich mit dem „Anaphylaxie-Besteck":

Alter/Körpergewicht	Dosierung
Kinder bis 2 Jahre/ 8 bis 12 kg Körpergewicht	0,05–0,1 ml subkutan
Kinder von 2 bis 6 Jahren/ 12 bis 18 kg Körpergewicht	0,15 ml subkutan
Kinder von 6 bis 12 Jahren/ 18 bis 33 kg Körpergewicht	0,2 ml subkutan

1 Teilstrich auf der Spritze entspricht 0,1 ml. Wenn erforderlich, Dosis nach 10–15 Minuten wiederholen.

Intramuskuläre Anwendung (Spritzen in den Muskel) bei Anzeichen des allergischen Schocks nach Insektenstich mit „Fastjekt":

Alter/Körpergewicht	Dosierung
Kinder unter 45 kg Körpergewicht	nicht anwenden!
Kinder über 45 kg Körpergewicht und Erwachsene	1 komplette Injektionsdosis in den Oberschenkel injizieren

Lagerung:

◼ Adrenalin ist empfindlich gegen Licht, Wärme und Kälte. Daraus ergeben sich folgende Lagerungshinweise:

◼ Vor Licht schützen. Bewahren Sie dazu die Fertigspritze auch beim Aufenthalt im Freien in der Faltschachtel auf.

◼ *Bei kühler Raumtemperatur lagern, nicht im Kühlschrank aufbewahren, nicht einfrieren!* Im Hochsommer vor großer Hitze schützen! Eine Lagerung bei zu hohen Temperaturen kann zum Abbau des Arzneimittels führen, den Sie an einer Gelbbraun-Verfärbung der Lösung leicht erkennen können.

Haltbarkeit:

◼ Überprüfen Sie die Spritze ca. alle 14 Tage und nach längerem Aufenthalt in der Wärme auf Verfärbung oder Ausfällungen. Bei Veränderungen bitte nicht mehr verwenden.

◼ Wenn keine Veränderungen aufgetreten sind: siehe Verfalldatum auf der Faltschachtel.

◼ Geöffnete Spritze spätestens nach der 2. Injektion innerhalb von 15 Minuten verwerfen.

12.7 Antiallergische Tropfen

Angewendet werden Tropfen mit dem Wirkstoff Dimetinden.

Dosierung bei allergischem Schock:

Alter	Dosierung
Kinder unter 1 Jahr	nicht anwenden!
Kinder von 1 bis 8 Jahren	30–45 Tropfen
Kinder über 8 Jahren	60 Tropfen

Falls möglich, Tropfen einige Minuten im Mund behalten. Die Aufnahme des Arzneimittels erfolgt zum großen Teil über die Mundschleimhaut.

Lagerung:
■ Bei kühler Raumtemperatur.

Haltbarkeit:
■ Siehe Verfalldatum auf der Faltschachtel.

13 Anhang: Informationen zur Arzneimittel- therapie im Kindesalter

Die im folgenden gegebenen Erklärungen und praktischen Tips sollen Ihnen den Umgang mit Arzneimitteln erleichtern und den Erfolg und die Sicherheit der Behandlung steigern.

Es ist jedoch nicht Sinn dieses Kapitels, Informationen und Warnungen der Packungsbeilage direkt wiederzugeben oder diese zu ersetzen. Lesen Sie deshalb die *Packungsbeilage* jedes Arzneimittels vor der Anwendung aufmerksam durch – dort sind besondere Hinweise zu jedem Arzneimittel aufgeführt. Bei Verständnisschwierigkeiten und speziellen Fragen wenden Sie sich bitte an Ihren Arzt oder Apotheker.

13.1 Erklärung häufig verwendeter Begriffe

Packungsbeilagen von Arzneimitteln sind oft sehr ausführlich und durch ihre Informationsfülle für den Laien schwer verständlich. Um Ihnen das Lesen von Packungsbeilagen zu erleichtern, werden im folgenden einige häufig verwendete Begriffe erklärt. Wenn Sie sich genauer informieren wollen, so empfehlen wir Ihnen das „Merckle Beipackzettel-Lexikon", herausgegeben von Dr. Peter Rose in der Edition medpharm.

Darreichungsformen

Die Darreichungsform ist die Form, in der ein Arzneimittel zur Anwendung vorliegt. Von vielen Arzneimitteln existieren verschiedene Darreichungsformen nebeneinander (s. Abb. 26). Tabletten, Dragees, Kapseln, Tropfen und Säfte werden geschluckt. Zur rektalen Anwendung gibt es Zäpfchen und Klistiere. Hauterkrankungen werden mit Salben, Cremes, Puder, Gel und speziellen Lösungen behandelt. Zur Behandlung von Auge, Nase und Ohren stehen spezielle Tropfen und Salben zur Verfügung. Daneben existieren noch viele weitere, seltener angewendete Darreichungsformen verschiedener Arzneimittel.

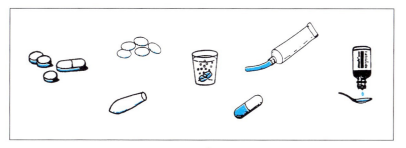

Abb. 26:   Verschiedene Darreichungsformen von Arzneimitteln.

 ### Anwendungsgebiete

Viele Arzneimittel haben mehrere Wirkungen und können so bei verschiedenen Erkrankungen angewendet werden. Wundern Sie sich deshalb nicht, wenn in der Packungsbeilage mehrere Anwendungsgebiete für ein Medikament genannt sind.

Gegenanzeigen

Unter dem Begriff „Gegenanzeigen" werden in der Packungsbeilage Krankheiten, Altersgruppen und bestimmte Situationen genannt, in denen das Arzneimittel *nicht oder nur nach sorgfältiger Prüfung durch den Arzt* angewendet werden darf. So dürfen viele Arzneimittel in der Schwangerschaft nicht eingenommen werden, da sie das ungeborene Kind schädigen können. Andere Arzneimittel können vom kindlichen Organismus nicht oder nur teilweise abgebaut werden und dürfen deshalb kleinen Kindern auf keinen Fall verabreicht werden. Geben Sie Ihrem Kind nie Ihre eigenen Arzneimittel ohne Rücksprache mit dem Kinderarzt. Arzneimittel für Erwachsene können unter Umständen bei Kindern schwere Schäden verursachen!

Nebenwirkungen

Viele Arzneimittel besitzen neben ihrer Hauptwirkung weitere, weniger stark ausgeprägte (Neben-)Wirkungen. In einigen Fällen ist die Kombination dieser verschiedenen Wirkungen erwünscht und wird zur Arzneimitteltherapie genutzt. Manchmal sind diese (Neben-)Wirkungen jedoch auch unerwünscht und können das Befinden des Patienten unterschiedlich stark beeinträchtigen. In seltenen Fällen wird wegen der Nebenwirkungen ein Abbruch der Therapie notwendig. Wenn Sie während der Behandlung Ihres Kindes mit Arzneimitteln Nebenwirkungen feststellen, informieren Sie bitte Ihren Arzt darüber. Er wird entscheiden, ob Ihr Kind das Arzneimittel trotzdem unbedenklich weiter einnehmen kann.

 ### Wechselwirkungen mit anderen Arzneimitteln

Wenn Sie mehrere Arzneimittel gleichzeitig einnehmen, können diese sich in ihren Wirkungen gegenseitig beeinflussen: Die Wirkungsstärke kann zu- oder abnehmen, der Eintritt der Wirkung kann verzögert oder beschleunigt und die Wirkungsdauer verlängert oder verkürzt werden.
Wenn Ihr Kind mehrere Arzneimittel einnimmt, informieren Sie bitte Ihren Arzt und Apotheker darüber. Diese werden Ihnen sagen, ob Sie Ihrem Kind die Arzneimittelkombination unbedenklich geben können.

Dosierung

Damit ein Arzneimittel wirken kann, muß es im Körper in ausreichender Konzentration vorhanden sein. Um Nebenwirkungen zu vermeiden, darf dem Körper aber nicht mehr Arzneimittel zugeführt werden, als notwendig ist. Ein gutes Mittelmaß ist also für den Behandlungserfolg wichtig. Ihr Arzt wird für Ihr Kind die richtige Dosierung des Arzneimittels festlegen.

 Halten Sie Sich bitte genau an diese Angaben und ändern Sie die Dosierung nicht ohne vorherige Rücksprache mit Ihrem Arzt.

Maximale Tagesdosis

Die maximale Tagesdosis eines Medikamentes ist abhängig vom Arzneimittel, von der Krankheit und vom Alter des Patienten. Wird sie überschritten, muß mit unerwünschten (Neben-) Wirkungen gerechnet werden. Dazuhin ist keine weitergehende Steigerung der Arzneimittelwirkung zu erwarten. Achten Sie deshalb darauf, die angegebenen maximalen Tagesdosen nicht zu überschreiten!

Behandlungsdauer

Bei der Behandlung mit bestimmten Arzneimitteln ist für den langfristigen Therapieerfolg eine *Mindestbehandlungsdauer* einzuhalten. Wird die Behandlung vorzeitig abgebrochen, so ist mit einem Therapieversagen oder mit einem Rückfall zu rechnen.

Als Beispiel hierfür steht die Antibiotikatherapie bei Infektionen: Der Großteil der im Körper vorhandenen Bakterien wird schnell abgetötet und der Patient fühlt sich schon nach wenigen Tagen besser. Um alle vorhandenen Bakterien abzutöten und den Patienten somit ganz zu heilen, benötigt das Antibiotikum jedoch (je nach Krankheit des Patienten und Art des Antibiotikums) ungefähr eine Woche. Wird das Antibiotikum schon nach den ersten Behandlungstagen abgesetzt, weil der Patient sich gesund fühlt, sind noch lebende Bakterien im Körper des Patienten, die sich schnell wieder vermehren und den Patienten genauso krank machen wie zuvor. Brechen Sie deshalb keine Arzneimittelbehandlung ab ohne Rücksprache mit Ihrem Arzt!

Einnahmezeit

Für den sinnvollen Einsatz eines Arzneimittels ist unter anderem die Tageszeit entscheidend, zu der es eingenommen wird. Sollen Arzneimittel am Tag wirken, so werden sie morgens und tagsüber eingenommen.

Ein Beispiel hierfür sind spezielle Hustensäfte, die bei starker Verschleimung der Atemwege das Abhusten von zähflüssigem Schleim erleichtern. Da der Patient durch diese Behandlung verstärkt hustet, ist die Einnahme nur tagsüber sinnvoll. Bei quälendem Hustenreiz, der abends das Ein- und Durchschlafen verhindert, ist die Arzneimittelwirkung vor allem nachts erwünscht. Hier geben Sie Ihrem Kind hustenstillende Arzneimittel 15 Minuten bis 1 Stunde vor dem Zu-Bett-Gehen.

Ein weiteres Beispiel ist die Asthmatherapie: Neben der gezielten Behandlung von akuten Anfällen werden diese Patienten auch vorbeugend behandelt. Da die meisten Asthmaanfälle in den frühen Morgenstunden auftreten, werden Asthma-Arzneimittel abends eingenommen. Die Arzneimittelwirkung hält bis morgens an und verhindert das Auftreten von Asthmaanfällen in der morgendlichen Schlafphase.

Einnahmehäufigkeit

Wie oft soll ein Arzneimittel eingenommen werden?

Das ist je nach Arzneimittel sehr unterschiedlich: Bei manchen Arzneimitteln reicht eine Gabe pro Tag für die optimale Wirkung aus, und

eine häufigere Einnahme bringt keine Therapie-
verbesserung, sondern höchstens mehr uner-
wünschte Nebenwirkungen. Andere Arzneimittel müssen mehrmals am Tag in möglichst
gleichbleibenden Zeitabständen eingenommen
werden, um gut zu wirken. Fragen Sie deshalb
Ihren Arzt oder Apotheker, wie häufig Ihr Kind
seine Arzneimittel einnehmen soll.

Einnahme vor, während oder nach dem Essen?

Die Einnahme eines Arzneimittels zusammen
mit Nahrung kann die Wirkung des Arzneimittels stark beeinflussen: Die Wirkungsstärke
kann zu- oder abnehmen, der Eintritt der Wirkung kann verzögert oder beschleunigt und
die Wirkungsdauer verlängert oder verkürzt
werden.
Was heißt nun *vor, während oder nach dem
Essen?*
Die meisten Arzneimittel können *während oder
nach dem Essen,* d. h. *während oder direkt nach
der Mahlzeit* eingenommen werden. Besonders
Arzneistoffe, die bei der Einnahme auf leeren
Magen zu einer Reizung des Magens und zu
Übelkeit und Erbrechen führen können, werden
stets *während oder direkt nach der Mahlzeit*
eingenommen. So ist der Magen bereits gefüllt
und das eingenommene Arzneimittel wird sofort verdünnt und mit dem Mageninhalt weitertransportiert.
Wird die Einnahme *vor dem Essen* empfohlen,
so ist dieses Arzneimittel *ungefähr eine Stunde
vor der Mahlzeit* mit viel Wasser einzunehmen.
Die Einnahme vor dem Essen („auf nüchternen
Magen") ist vor allem dann sinnvoll, wenn die

gleichzeitige Einnahme von Nahrung zu einer Verzögerung des Wirkungseintritts bzw. zu einer Verminderung der Arzneimittelwirkung führen würde.

Mit welcher Flüssigkeit soll das Arzneimittel eingenommen werden?

Grundsätzlich gilt: Arzneimittel sollen immer in aufrechter Körperhaltung mit möglichst viel Flüssigkeit eingenommen werden. Die aufrechte Körperhaltung ermöglicht den direkten Transport des Arzneimittels in den Magen. Das „Nachspülen" mit mindestens einem Glas Wasser verhindert das Festkleben von Tabletten oder Dragees in der Speiseröhre und bewirkt die Verdünnung und Verteilung des gelösten Arzneimittels im Magen.
Anstelle von Wasser können in den meisten Fällen auch Fruchtsäfte oder Früchtetee genommen werden. Milch ist wegen Wechselwirkungen mit verschiedenen Arzneimitteln (Beispiel: einige Antibiotika) zu vermeiden.

Dauer von der Einnahme des Arzneimittels bis zur Wirkung

Wird ein Medikament geschluckt, so wird es durch die Speiseröhre zum Magen transportiert. Dort lösen sich die meisten Tabletten oder Dragees in der Magensäure auf. Andere, magensaftresistente Formen werden bis in den Darm weitertransportiert und lösen sich erst dort. Ist

der Arzneistoff gelöst, wird er durch die Magen-
oder Darmwand ins Blut aufgenommen und
kann so im Körper transportiert werden. Am
Ziel angekommen, wird der Arzneistoff aus dem
Blut in das betroffene Organ aufgenommen
und kann jetzt seine Wirkung entfalten. Je nachdem, wie lange die genannten Vorgänge wie
Lösen, Aufnahme ins Blut und Transport dauern, tritt die Wirkung schneller oder langsamer
ein. In Tropfen und Säften liegen die Arznei-

Abb. 27: Arzneimittel sind so aufzubewahren, daß sie nicht in die Hände von
Kindern gelangen können!

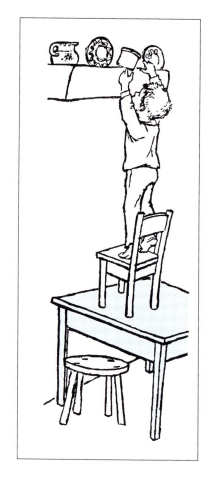

stoffe schon in gelöster Form vor, Zäpfchen lösen sich durch die Körperwärme im Darm schnell auf. Bei diesen Arzneiformen ist also mit einem etwas schnelleren Wirkungseintritt zu rechnen. Die in der Packungsbeilage angegebene Zeitspanne kann jedoch von Patient zu Patient variieren. Tritt bei ausreichender Dosierung die Wirkung nicht gleich ein, nützt sofortiges Nachdosieren nichts, da dies nur die Menge des Arzneistoffs im Körper erhöht, nicht aber seinen Wirkungseintritt beschleunigen kann.

! Aufbewahrung

Allgemein gilt: Bewahren Sie *alle Arzneimittel*, auch solche, die Ihnen harmlos erscheinen, so auf, daß sie *nicht in die Hände von Kindern* gelangen können (s. Abb. 27).

Die Lagerung sollte trocken, bei kühler Raumtemperatur (Ausnahme: auf der Arzneimittelverpackung vermerkte Kühlschranklagerung) und in einem *abgeschlossenen Behältnis* erfolgen.

Die Nachttischschublade im Schlafzimmer oder das Badezimmerschränkchen sind also zur Lagerung von Arzneimitteln nicht geeignet!

Der Übersicht halber entnehmen Sie bitte Ihre Arzneimittel erst kurz vor Gebrauch der Faltschachtel. Alle wichtigen Informationen wie Inhaltsstoffe, Lagerungshinweise, Verfalldatum usw. sind darauf vermerkt. Nehmen Sie Tabletten, Dragees und Zäpfchen erst unmittelbar vor der Einnahme aus der Folienverpackung! Die

Arzneimittel selbst sind meist nicht beschriftet und es kann sehr leicht zu Verwechslungen kommen.

Auf Reisen kann die geeignete Lagerung von Arzneimitteln problematisch werden.
Wenn Sie eine Reiseapotheke im Auto transportieren, beachten Sie bitte, daß die Temperatur im Inneren eines in der Sonne geparkten Autos sehr stark ansteigen kann! So entstehen bei einer Außentemperatur von 30 °C im Schatten auf der Hutablage des Autos Temperaturen bis zu 74 °C. Die niedrigsten Temperaturen herrschen im allgemeinen am Kofferraumboden (cave Motorheizung!) und unter den Sitzen. Arzneimittel, die unbedingt im Auto gelagert werden müssen, sollten deshalb in diesen Bereichen untergebracht werden (s. Abb. 28).

Für besonders empfindliche Arzneimittel sind spezielle Lagerungsbedingungen einzuhalten.

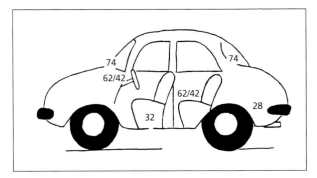

Abb. 28:   Temperaturen, die im Inneren eines in der Sonne geparkten Autos entstehen können (Außentemperatur 30 °C im Schatten). Armaturenbrett und Hutablage: 74 °C, Handschuhfach (offen) in der Sonne: 62 °C. Handschuhfach geschlossen: 42 °C. Sitzfläche in der Sonne: 64 °C. Sitzfläche im Schatten: 42 °C. Unter den Sitzen: 32 °C. Am Kofferraumboden: 28 °C. Quelle: ADAC-Motorwelt 8, 52 (1985).

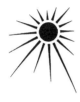

Licht:

Einige Arzneimittel sind vor Licht zu schützen. Lichteinwirkung führt hier zu einer schnellen Verminderung der Wirksamkeit. Bewahren Sie Arzneimittel mit der Aufschrift „*Vor Licht schützen*" deshalb unbedingt *im geschlossenen Originalkarton* auf!

Temperatur:

„Kühl" zu lagernde Arzneimittel sollen im Kühlschrank bei 2 bis 8 °C aufbewahrt werden. Diese Temperatur entspricht im allgemeinen der des Gemüsefachs eines Haushaltskühlschranks. Legen Sie diese Arzneimittel *nicht in das Gefrierfach!* Zu große Kälte schadet vielen Arzneimitteln ebensosehr wie Wärme!

Feuchtigkeit:

Bestimmte Arzneiformen wie Brausetabletten oder Instanttees sind sehr empfindlich gegen Feuchtigkeit. Sie ziehen Wasser aus der Luft an und quellen auf. Bewahren Sie diese Arzneiformen immer im fest geschlossenen Originalgefäß auf.

Haltbarkeit

Generell gilt: Arzneimittel sollen nach Ablauf des auf der Packung angegebenen Verfalldatums nicht mehr angewendet werden.

Wenn Sie eine Flasche mit Arzneitropfen oder -saft öffnen, notieren Sie bitte das Anbruchdatum auf der Flasche! Aus hygienischen Gründen sollen diese Arzneiformen – einmal geöffnet – nicht länger als sechs Monate (in auf der

Packung angegebenen Ausnahmefällen auch kürzer) angewendet werden. Achten Sie darauf, die angebrochenen Flaschen sofort nach Gebrauch wieder zu verschließen und lagern Sie sie im Kühlschrank (*nicht* im Gefrierfach!).

Augentropfen sind nach Anbruch nur 4 Wochen haltbar, Nasentropfen können je nach Art des Fläschchens 4 bis 12 Wochen verwendet werden. Ohrentropfen müssen erst nach 6 Monaten verworfen werden.

Bei sichtbaren Veränderungen Ihrer Arzneimittel (Ausflockung, Verfärbung usw.) fragen Sie bitte vor der Anwendung Ihren Apotheker um Rat. Veränderungen können bedeuten, daß Ihr Arzneimittel verdorben ist und nicht mehr angewendet werden darf. Es kann sich hierbei aber auch um ganz normale Vorgänge handeln, die ungefährlich sind und die Wirksamkeit Ihres Arzneimittels nicht beeinflussen.

13.2 Richtige Handhabung der verschiedenen Darreichungsformen

 Tabletten

Tabletten werden wegen ihrer Größe von Kindern oft nur ungern eingenommen. Lassen Sie Ihr Kind direkt nach der Einnahme ein großes Glas Wasser, Saft oder Tee trinken (s. Abb. 29). Falls in der Packungsbeilage nicht ausführlich vermerkt ist „unzerkaut schlucken", können Sie die Tabletten zum Beispiel auch zerdrückt mit dem Brei geben.

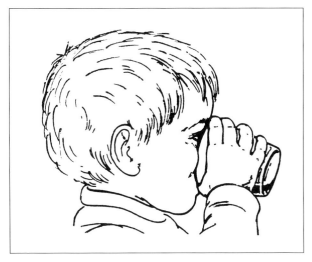

Abb. 29: Tabletten sollen immer mit möglichst viel Flüssigkeit eingenommen werden.

Dragees

Dragees sind mit Zuckerüberzug versehene Tabletten. Sie sind glatt und deshalb leichter zu schlucken als Tabletten. Dennoch muß auch hier nach der Einnahme Flüssigkeit getrunken werden, um ein Festkleben in der Speiseröhre zu verhindern. Durch den süßen Zuckergeschmack werden Dragees von Kindern gerne genommen.

Brausetabletten

Brausetabletten müssen immer in der angegebenen Menge Wasser (meist ein Saftglas voll) aufgelöst und getrunken werden. Geben Sie

Ihrem Kind Brausetabletten nie als „Bonbon" zu lutschen – dies kann unter Umständen zu schmerzhaften Verätzungen der Speiseröhre führen!

 ### *Lutschtabletten*

Lutschtabletten sollen so lange wie möglich im Mund behalten werden, damit der darin enthaltene Arzneistoff direkt auf der Mundschleimhaut wirken kann. Geben Sie Ihrem Kind ungefähr 30 bis 60 Minuten nach der Einnahme einer Lutschtablette nichts zu trinken oder zu essen – der Arzneistoff bleibt dann länger in Kontakt mit der Mundschleimhaut und wird nicht „abgespült".

 ### *Zäpfchen*

Zäpfchen sind eine beliebte Arzneiform für kleine Kinder, die keine Tabletten schlucken können oder wollen. Die Gabe eines Arzneimittels in Form von Zäpfchen ist auch sinnvoll bei Erkrankungen des Magens wie z. B. Erbrechen. Bei Durchfall geben Sie bitte keine Zäpfchen! Sie würden so schnell mit dem Stuhl wieder ausgeschieden, daß das darin enthaltene Arzneimittel vom Körper nicht aufgenommen würde. Um ein möglichst langes Verbleiben des Arzneimittels im Darm zu ermöglichen, werden Zäpfchen immer *nach* dem Stuhlgang gegeben. Das Einführen des Zäpfchens in den After ist am einfachsten im Liegen durchzuführen. Zur Verbesserung der Gleitfähigkeit kann das Zäpfchen eventuell kurz in der Hand angewärmt werden. Bei Säuglingen und Kleinkindern ist es empfehlenswert, nach dem Einführen beide Gesäßhälften leicht zusammenzudrücken, um ein Herauspressen des Zäpfchens zu verhindern (s. Abb. 30).

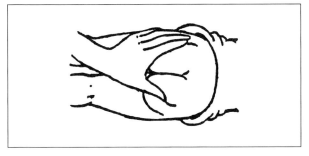

Abb. 30:   Nach Einführen eines Zäpfchens bzw. Klysmas beim Säugling oder Kleinkind beide Gesäßhälften für kurze Zeit leicht zusammendrücken.

Manchmal hilft es, das Zäpfchen *mit dem stumpfen Ende voran* einzuführen – es wird so aufgrund seiner Form eher in den Körper hinein- als herausgepreßt (s. Abb. 31).

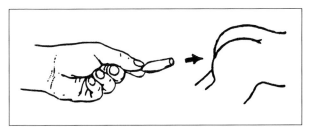

Abb. 31:   Zäpfchen können auch mit dem stumpfen Ende voran eingeführt werden.

Zäpfchen schmelzen bei Körpertemperatur. Sie sind deshalb bei einer Temperatur unter 25°C aufzubewahren. Falls Ihnen Ihre Zäpfchen doch einmal in der Packung schmelzen sollten (z.B. auf einer Reise in warme Länder), so legen Sie sie in der Packung *mit der Spitze nach unten* in kaltes Wasser oder in den Kühlschrank. Dort soll die Zäpfchenmasse *langsam* fest werden. Legen Sie die Zäpfchen *nicht in das Gefrierfach* Ihres Kühlschranks. Die Zäpfchen würden dort zu schnell erstarren und brüchig werden.

Zeigen Ihre Zäpfchen einen reifartigen, weißen Überzug, so bedeutet dies keine Wirkungsminderung. Die Fettmasse, aus der die Zäpfchen bestehen, hat sich dann lediglich etwas verändert.

Mikroklysmen

Mikroklysmen, Rektaltuben oder Rektiolen sind Mini-Klistiere, d.h. Tuben mit wenigen Milli-

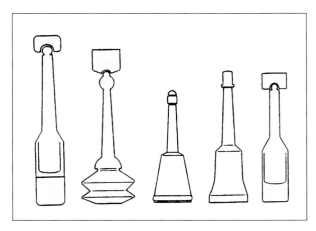

Abb. 32: Verschiedene Formen von im Handel befindlichen Mikroklysmen.

litern Arzneistofflösung Inhalt, die wie ein Klistier angewendet werden (s. Abb. 32).

Sie werden am besten im Liegen appliziert. Zur Anwendung wird die Tubenspitze in den After eingeführt (s. Abb. 33). Um das Einführen zu erleichtern, kann die Tubenspitze mit Creme eingefettet werden. Dann wird die Tube kräftig zusammengedrückt und der gesamte Inhalt in den Körper entleert. Wichtig ist, daß Sie jetzt beim Herausziehen die *Tube zusammengedrückt halten,* damit das Arzneimittel nicht in das Behältnis zurückgesaugt wird (s. Abb. 34).

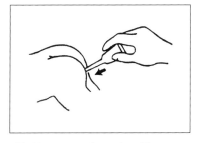 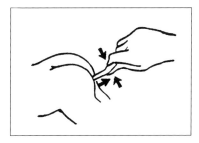

Abb. 33:   Anwendung eines Klysmas.   Abb. 34:   Klysma zusammengedrückt herausziehen!

Wie beim Einführen von Zäpfchen ist es bei Säuglingen und Kleinkindern auch hier hilfreich, nach dem Einführen des Klysmas beide Gesäßhälften für kurze Zeit zusammenzudrücken (s. Abb. 30). Der durch das Klysma entstehende Stuhldrang kann so meist für einige Zeit unterdrückt werden. Je länger das Arzneimittel im Darm gehalten wird, desto besser kann es vom Körper aufgenommen werden.

Saft

Diese Arzneiform ist mit dem der Packung meist beiliegenden Meßlöffel gut zu dosieren. Ist der Packung kein Meßbehältnis beigepackt, besorgen Sie sich einen Meßlöffel oder Meßbecher aus der Apotheke. Zum Abmessen sehr kleiner Mengen sind Einmalspritzen hilfreich.
Falls Sie mit Haushaltslöffeln dosieren müssen, gelten folgende Richtlinien:

1 Eßlöffel = 15 Milliliter
1 Kinder- oder Dessertlöffel = 10 Milliliter
1 Teelöffel = 5 Milliliter

Oft existieren spezielle Kindersäfte mit süßem Geschmack, die von Kindern gerne eingenommen werden. Wenn Ihr Kind an *Diabetes* leidet, beachten Sie bitte, daß diese Säfte *Kohlenhydrate* enthalten! Ist der Gehalt an Broteinheiten nicht in der Packungsbeilage vermerkt, informieren Sie sich bitte bei Ihrem Arzt oder Apotheker.

Trockensaft

Ist der Arzneistoff eines Saftes in gelöster Form nicht lange haltbar, so wird er von der Industrie in Form von in Flaschen abgefüllten Pulvern angeboten (Beispiel: verschiedene Antibiotikasäfte). Diese Flaschen müssen Sie vor der Anwendung – wie in der Packungsbeilage beschrieben – mit Wasser auf ein angegebenes Volumen auffüllen. Der Arzneistoff löst sich im Wasser und Sie erhalten nach kräftigem Umschütteln den fertigen Arzneisaft. *Dieser ist nur begrenzte Zeit haltbar.* Zu Lagerungsbedingungen und Haltbarkeit lesen Sie bitte die Packungsbeilage oder fragen Sie Ihren Apotheker.

Tropfen

Hier zählen Sie zur Dosierung die einzelnen Tropfen der Lösung ab. Halten Sie die Flasche zum Tropfen bitte *genau wie in der Packungsbeilage angegeben schräg oder senkrecht* (s. Abb. 35).

Die Flaschen sind je nach Firma mit unterschiedlichen Tropfaufsätzen versehen, die in den vorgegebenen Stellungen am genauesten abmessen. Schräg zu haltende Tropfflaschen beginnen bei der Haltung im 45°-Winkel (mit der Tropfkerbe nach unten) von alleine zu tropfen. Bei Tropfflaschen, die senkrecht zu halten sind, muß eventuell leicht mit dem Finger auf den Flaschenboden geklopft werden, bis der erste Tropfen fällt (s. Abb. 36).

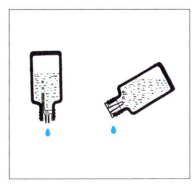

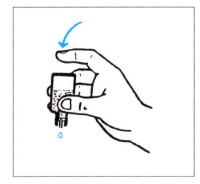

Abb. 35: Halten einer Tropfenflasche nach Anweisung der Packungsbeilage.

Abb. 36: Leichtes Klopfen auf den Flaschenboden löst den ersten Tropfen besser.

Bei bitterem Geschmack können Tropfen auf Würfelzucker gegeben, mit Saft verdünnt oder dem Brei zugemischt werden.

 Kapseln

Hartgelatinekapseln sind manchmal schwer zu schlucken. Sie sind sehr leicht und schwimmen deshalb auf Flüssigkeit im Mund nach oben. Um das Schlucken zu erleichtern, geben Sie Ihrem Kind die Kapsel mit einem Schluck Wasser in den Mund. Beugt Ihr Kind jetzt den Kopf und Oberkörper nach vorne, dann schwimmt die Kapsel nach hinten oben in den Rachen und kann leicht geschluckt werden. Lassen Sie Ihr Kind mit einem großen Glas Wasser „nachspülen", um ein Festkleben der Kapsel in der Speiseröhre zu vermeiden.

Arzneimittel zur Inhalation

Lösungen, Suspensionen oder Pulver zur Inhalation müssen je nach Präparat und Inhalationsgerät auf unterschiedliche Art und Weise inhaliert werden. Lassen Sie sich den Inhalationsablauf von Ihrem Arzt genau erklären und eventuell demonstrieren (s. Abb. 37).
Inhalationshilfen wie spezielle Mundstücke sind dem Inhalationsgerät meist beigepackt. Sollte dies nicht der Fall sein, wenden Sie sich an Ihren Arzt oder Apotheker. Unabhängig von der Art der Inhalation sollten Sie immer auf eine gründliche Reinigung des Inhalationsgerätes achten. Eine durch unsaubere Handhabung verursachte

Verkeimung des Gerätes oder der Verdünnungslösungen kann zu einer Infektion der Atemwege führen. Das Mundstück und die Verneblerkammer des Inhalators dürfen jeweils nur von einer Person benutzt werden. Sofort nach dem Gebrauch sollten Sie das Inhalationsgerät soweit wie möglich zerlegen und unter fließendem Wasser gründlich spülen. Anschließend sind alle Teile sorgfältig zu trocknen, bevor das Gerät wieder zusammengebaut wird. Ihr Arzt wird Ihnen sagen, wie oft das Inhalationsgerät zusätzlich desinfiziert werden muß.

Durch die Inhalation in den Mund- und Rachenraum gelangte Arzneistoffteilchen können zu bitterem Geschmack im Mund oder zu einer hier unerwünschten Arzneimittelwirkung führen. Lassen Sie Ihr Kind deshalb nach jeder Inhalation gründlich den Mund ausspülen.

Arzneimittelbehältnisse von Dosieraerosolen sind Druckbehältnisse, die wie jede Spraydose nicht über 50 °C gelagert werden dürfen.

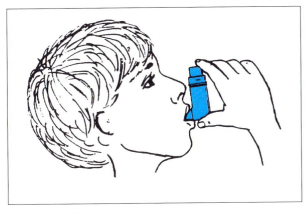

Abb. 37:   Inhalation eines Arzneimittels.

Augentropfen / Augensalben

Das Auge ist ein sehr empfindliches Organ, das sich beim Kontakt mit Keimen leicht entzündet. Bei der Anwendung von Augentropfen oder -salben müssen Sie deshalb sehr sauber arbeiten. Waschen Sie sich vor jeder Anwendung die Hände. Fassen Sie den Tropfflaschen- oder Tubendeckel stets nur von außen an, um die Innenseite nicht zu verunreinigen. Berühren Sie mit der Tropfer- bzw. Tubenspitze weder das Auge noch Ihre Finger. Um zu vermeiden, daß dennoch verunreinigte Augenarzneimittel Keime von einem Patienten zum anderen übertragen, darf eine Augentropfen- oder Augensalbenpackung nur von jeweils einem Patienten benutzt werden.

Zur Anwendung von Augenarzneimitteln setzen Sie Ihr Kind am besten auf einen Stuhl. Kleine Kinder sollten zur Applikation liegen. Neigen Sie den Kopf Ihres Kindes nach hinten und ziehen Sie das untere Augenlid mit dem Zeigefinger etwas nach unten vom Augapfel weg. In den so entstehenden offenen Bindehautsack lassen Sie einen Tropfen der Augentropfen fallen, ohne das Augenlid zu berühren (s. Abb. 38).

Je länger das Arzneimittel jetzt auf dem Auge bleibt, desto besser wirkt es. Lassen Sie Ihr Kind deshalb nach dem Einbringen des Arzneimittels die Augen schließen. Das Arzneimittel wird so im gesamten Auge verteilt. Drücken Sie mit dem Zeigefinger leicht auf den Nasenknochen am inneren Augenwinkel. Sie verschließen dadurch den Tränenkanal zwischen Auge und Nase und verhindern ein vorzeitiges Abfließen des Arzneimittels durch die Nase. Geben Sie nie mehr als einen Tropfen bzw. 0,5 bis 1 cm Augensalbenstrang auf einmal in ein Auge. Der Bindehautsack eines Auges ist sehr klein und kann nicht mehr Volumen aufnehmen. Um den Tränenfluß nicht zusätzlich zu stimulieren, wärmen Sie die Augenarzneimittel vor der Anwendung in der Hand an. Vermeiden Sie bitte Augenreiben oder kalten Luftzug. Die hierdurch hervorgerufenen Tränen würden das Arzneimittel sofort wieder auswaschen. Wenn Ihr Kind sich sehr gegen die Behandlung mit Augentropfen sträubt, können Sie diese auch bei geschlossenen Augen in den inneren Lidwinkel tropfen. Beim Öffnen der Augen fließen die Tropfen dann von selbst in die Augen hinein. Achten Sie bei der Anwendung von Arzneimitteln am Auge bei unruhigen Kindern immer darauf, sich mit der Hand an der Stirn des Kindes abzustützen.

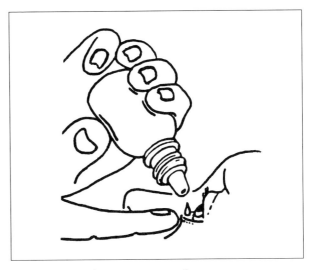

Abb. 38:   Anwendung von Augentropfen.

Spontane Bewegungen des Kindes können so nicht zu Verletzungen des Auges führen. Wenn Sie zwei verschiedene Arzneimittel am selben Auge anwenden sollen, lassen Sie zwischen den Anwendungen mindestens 10 Minuten verstreichen, damit das erste Arzneimittel genug Zeit hat zu wirken. Nach der Behandlung mit Augentropfen oder Augensalbe können kurzzeitig Störungen wie Augenbrennen, Sehstörungen (v. a. bei Augensalben) und ein bitterer Geschmack im Mund auftreten. Diese gehen im allgemeinen mit der natürlichen Verdünnung der Arzneimittel durch die Tränenflüssigkeit schnell vorüber. Falls Ihr Kind Kontaktlinsen trägt, fragen Sie bitte Ihren Augenarzt, ob es die Linsen während der Behandlung weiter tragen kann. Augentropfen oder Augensalben können Kontaktlinsen verfärben und anlösen. Teilweise konzentriert sich der Arzneistoff auch in der Linse und kann so zu schweren Augenschäden führen.

!

Manche Arzneimittel können an den Augen oder in der Nase angewendet werden.
Beachten Sie bitte, daß Arzneimittel, die einmal in der Nase angewendet wurden, aus hygienischen Gründen nicht mehr in die Augen gegeben werden dürfen!

Augentropfen sollen stets lichtgeschützt aufbewahrt werden. Nach Anbruch eines Augentropfenfläschchens oder einer Augensalbentube ist der Inhalt *4 Wochen haltbar.* Eindosis-Behältnisse sollen erst unmittelbar vor Gebrauch geöffnet und sofort verwendet werden. Reste müssen verworfen werden, da diese Zubereitungen nicht konserviert sind.

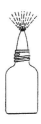

Nasentropfen / Nasenspray

Vor der Anwendung von Nasentropfen soll Ihr Kind die Nase durch Schneuzen reinigen. Beim Einträufeln der Nasentropfen legt es den Kopf weit nach hinten und zieht Luft durch die Nase ein. Anschließend bewegt es den Kopf in alle Richtungen, um eine gute Verteilung der Tropfen in der Nase zu erreichen. Läuft Lösung in den Rachenraum, soll es die Lösung nicht schlucken, sondern ausspucken. Ist die Nase so sehr geschwollen, daß die abschwellenden Nasentropfen nicht richtig in die Nase eindringen können, so warten Sie nach der ersten Gabe 5(!) Minuten, ehe Ihr Kind nochmals schneuzt und die zweite Applikation in der obengenannten Art und Weise durchführt.

Nasenspray verteilt sich in der Nase besser als Nasentropfen, wenn Sie das Fläschchen beim Sprühen möglichst senkrecht halten. Achten Sie bitte darauf, daß Sprayfläschchen und Tropfpipetten nach der Anwendung *zusammengedrückt* aus der Nase gezogen werden, um das Einsaugen von keimhaltigem Nasensekret zu vermeiden. Die Pipettenspitze bzw. die Spitze des Tropffläschchens muß nach jeder Anwendung mit einem frischen Papiertuch gründlich gereinigt werden. Um eine Keimübertragung zu vermeiden, darf jedes Fläschchen nur von jeweils einem Patienten benutzt werden. Je nach Art des Sprühfläschchens ist die Lösung zwischen 4 und 12 Wochen haltbar.

Ohrentropfen

Um keine zusätzliche Reizung der Gehörgänge zu verursachen, werden Ohrentropfen stets *körperwarm* angewendet. Hierzu halten Sie das Fläschchen einige Zeit in der Hand oder Sie stecken es in die Hosentasche, bis es angewärmt ist. Zur Anwendung lagern Sie Ihr Kind seitlich und ziehen sein Ohrläppchen leicht nach hinten und unten. Jetzt tropfen Sie die von Ihrem Arzt angegebene Anzahl Tropfen in das Ohr (s. Abb. 39).

Halten Sie das Ohrläppchen noch einige Zeit nach hinten. Die Tropfen können so besser in den Gehörgang fließen. Ihr Kind sollte ungefähr 15 Minuten auf dieser Seite liegen bleiben, ehe Sie die Tropfen in das andere erkrankte Ohr geben.

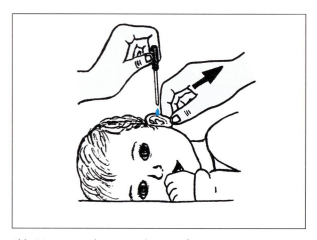

Abb. 39: Anwendung von Ohrentropfen.

Achten Sie beim Einträufeln der Ohrentropfen darauf, mit der Pipettenspitze das Ohr Ihres Kindes nicht zu berühren, um eine Verunreinigung der Lösung mit Keimen zu vermeiden.

Ohrentropfen sind *bei sauberer Entnahme* nach Anbruch 6 Monate haltbar.

Sachregister